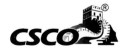

中国临床肿瘤学会（**CSCO**）
胰腺癌诊疗指南
2020

GUIDELINES OF CHINESE SOCIETY OF CLINICAL ONCOLOGY (CSCO)
PANCREATIC CANCER

中国临床肿瘤学会指南工作委员会　组织编写

人民卫生出版社

图书在版编目（CIP）数据

中国临床肿瘤学会（CSCO）胰腺癌诊疗指南 . 2020 / 中国临床肿瘤学会指南工作委员会组织编写.—北京：人民卫生出版社，2020

ISBN 978-7-117-30050-6

Ⅰ.①中… Ⅱ.①中… Ⅲ.①胰腺肿瘤 — 诊疗 — 指南 Ⅳ.①R735.9-62

中国版本图书馆 CIP 数据核字（2020）第 088201 号

| 人卫智网 | www.ipmph.com | 医学教育、学术、考试、健康，购书智慧智能综合服务平台 |
| 人卫官网 | www.pmph.com | 人卫官方资讯发布平台 |

中国临床肿瘤学会（CSCO）胰腺癌诊疗指南 2020

组织编写：中国临床肿瘤学会指南工作委员会
出版发行：人民卫生出版社（中继线 010-59780011）
地　　址：北京市朝阳区潘家园南里 19 号
邮　　编：100021
E - mail：pmph @ pmph.com
购书热线：010-59787592　010-59787584　010-65264830
印　　刷：北京盛通印刷股份有限公司
打击盗版举报电话：010-59787491　E-mail: WQ @ pmph.com
质量问题联系电话：010-59787234　E-mail: zhiliang @ pmph.com

经　　销：新华书店
开　　本：787 × 1092　1/32　印张：4
字　　数：99 千字
版　　次：2020 年 6 月第 1 版　2020 年 11 月第 1 版第 4 次印刷
标准书号：ISBN 978-7-117-30050-6
定　　价：36.00 元

中国临床肿瘤学会指南工作委员会

组　长　赫　捷　　　李　进

副组长　（以姓氏汉语拼音为序）

程　颖　　樊　嘉　　郭　军　　江泽飞

梁　军　　马　军　　秦叔逵　　王　洁

吴一龙　　徐瑞华　　于金明

中国临床肿瘤学会（CSCO）
胰腺癌诊疗指南

2020

组　长

王理伟

副组长

郝纯毅　秦叔逵　傅德良　夏廷毅　梁　军

陈　杰　张　阳　梁后杰　张　涛

秘书处

崔玖洁　焦　锋

专家组成员（以姓氏汉语拼音为序）（* 为执笔人）

白永瑞* 　上海交通大学医学院附属仁济医院放射治疗科

白玉贤* 　哈尔滨医科大学附属肿瘤医院消化肿瘤内科

毕　锋* 　四川大学华西医院肿瘤内科

陈栋晖* 　上海交通大学附属第一人民医院肿瘤科

戴广海　　中国人民解放军总医院第一医学中心肿瘤内科

方维佳＊　浙江大学医学院附属第一医院肿瘤内科

高　勇＊　同济大学附属东方医院肿瘤内科

郭伟剑＊　复旦大学附属肿瘤医院肿瘤内科

郝继辉＊　天津医科大学肿瘤医院胰腺肿瘤科

华海清＊　中国人民解放军东部战区总医院秦淮医疗区全军肿瘤中心

黄新余＊　上海交通大学附属第六人民医院肝胆胰外科

梁后杰＊　中国人民解放军陆军军医大学第一附属医院肿瘤内科

刘宝瑞　　南京大学医学院附属鼓楼医院肿瘤中心

刘文超＊　中国人民解放军空军军医大学西京医院肿瘤中心

刘秀峰＊　中国人民解放军东部战区总医院秦淮医疗区全军肿瘤中心

李　达＊　浙江大学医学院附属邵逸夫医院肿瘤内科

李　骥＊　复旦大学附属华山医院胰腺外科

李　琦＊　上海交通大学附属第一人民医院肿瘤科

李恩孝*　西安交通大学第一附属医院肿瘤内科

李升平　中山大学肿瘤防治中心肝胆胰外科

李志伟*　哈尔滨医科大学附属肿瘤医院消化内科

马　冬　广东省人民医院肿瘤内科

马清涌*　西安交通大学第一附属医院肝胆外科

欧阳学农　中国人民解放军南京军区福州总医院肿瘤内科

潘宏铭*　浙江大学医学院附属邵逸夫医院肿瘤内科

任　刚*　中国人民解放军空军总医院肿瘤放疗科

沈　琳*　北京大学肿瘤医院消化肿瘤内科

孙勇伟*　上海交通大学医学院附属仁济医院胰腺外科

陶　敏*　苏州大学附属第一医院肿瘤科

王　俭*　中国人民解放军海军军医大学长征医院影像科

王成锋*　中国医学科学院肿瘤医院腹部外科

王风华*　中山大学肿瘤防治中心肿瘤内科

吴　穷 [*]　蚌埠医学院第一附属医院肿瘤内科

熊建萍 [*]　南昌大学第一附属医院肿瘤科

徐　农　浙江大学医学院附属第一医院肿瘤内科

徐建明　中国人民解放军总医院第五医学中心肿瘤内科

徐玉清　哈尔滨医科大学附属第二医院肿瘤内科

杨建伟　福建省肿瘤医院腹部肿瘤内科

虞先濬　复旦大学附属肿瘤医院胰腺外科 / 上海市胰腺肿瘤研究所

袁　瑛　浙江大学医学院附属第二医院肿瘤内科

殷咏梅　南京医科大学第一附属医院肿瘤内科

张　灏　暨南大学医学院肿瘤精准医学研究所

张　俊　上海交通大学医学院附属瑞金医院肿瘤内科

张　涛 [*]　华中科技大学同济医学院附属协和医院肿瘤内科

张太平 [*]　北京协和医院基本外科

张学彬 [*]　上海交通大学医学院附属仁济医院肿瘤介入科

张智弘 * 南京医科大学第一附属医院病理科
湛先保 * 中国人民解放军海军军医大学长海医院肿瘤科
郑磊贞 * 上海交通大学医学院附属新华医院肿瘤科
周 军 * 北京大学肿瘤医院消化肿瘤内科
周爱萍   中国医学科学院肿瘤医院肿瘤内科
周宇红   复旦大学附属中山医院肿瘤内科

特别鸣谢

赵玉沛院士、倪泉兴教授、蒋国梁教授对本指南的指导。

基于循证医学证据、兼顾诊疗产品的可及性、吸收精准医学新进展，制定中国常见癌症的诊断和治疗指南，是中国临床肿瘤学会（CSCO）的基本任务之一。近年来，临床诊疗指南的制定出现新的趋向，即基于诊疗资源的可及性，这尤其适合发展中国家或地区差异性显著的国家和地区。中国是幅员辽阔，地区经济和学术发展不平衡的发展中国家，CSCO 指南需要兼顾地区发展差异、药物和诊疗手段的可及性以及肿瘤治疗的社会价值三个方面。因此，CSCO 指南的制定，要求每一个临床问题的诊疗意见，需根据循证医学证据和专家共识度形成证据级别，同时结合产品的可及性和效价比形成推荐等级。证据级别高、可及性好的方案，作为 I 级推荐；证据级别较高、专家共识度稍低，或可及性较差的方案，作为 II 级推荐；临床实用，但证据等级不高的，作为 III 级推荐。CSCO 指南主要基于国内外临床研究成果和 CSCO 专家意见，确定推荐等级，便于大家在临床实践中参考使用。CSCO 指南工作委员会相信，基于证据、兼顾可及、结合意见的指南，更适合我国的临床实际。我们期待得到大家宝贵的反馈意见，并将在更新时认真考虑、积极采纳合理建议，保持 CSCO 指南的科学性、公正性和时效性。

中国临床肿瘤学会指南工作委员会

CSCO 诊疗指南证据类别

证据特征			CSCO 专家共识度
类别	水平	来源	
1A	高	严谨的 Meta 分析、大型随机对照临床研究	一致共识 （支持意见 ≥ 80%）
1B	高	严谨的 Meta 分析、大型随机对照临床研究	基本一致共识，但争议小 （支持意见 60%~80%）
2A	稍低	一般质量的 Meta 分析、小型随机对照研究，设计良好的大型回顾性研究、病例－对照研究	一致共识 （支持意见 ≥ 80%）
2B	稍低	一般质量的 Meta 分析、小型随机对照研究、设计良好的大型回顾性研究、病例－对照研究	基本一致共识，但争议小 （支持意见 60%~80%）
3	低	非对照的单臂临床研究、病例报告、专家观点	无共识，且争议大 （支持意见 <60%）

1

CSCO 诊疗指南推荐等级

推荐等级	标准
I 级推荐	**1A 类证据和部分 2A 类证据** 一般情况下，CSCO 指南将 1A 类证据和部分专家共识度高且在中国可及性好的 2A 类证据作为 I 级推荐。具体来说，CSCO 指南 I 级推荐具有如下特征：可及性好的普适性诊治措施（包括适应证明确），肿瘤治疗价值相对稳定，基本为国家医保所收录；I 级推荐的确定，不因商业医疗保险而改变，主要考虑的因素是患者的明确获益性
II 级推荐	**1B 类证据和部分 2A 类证据** 一般情况下，CSCO 指南将 1B 类证据和部分专家共识度稍低或在中国可及性不太好的 2A 类证据作为 II 级推荐。具体来说，CSCO 指南 II 级推荐具有如下特征：在国际或国内已有随机对照的多中心研究提供的高级别证据，但是可及性差或者效价比低，已超出平民经济承受能力的药物或治疗措施；对于获益明显但价格昂贵的措施，以肿瘤治疗价值为主要考虑因素，也可以作为 II 级推荐
III 级推荐	**2B 类证据和 3 类证据** 对于正在探索的诊治手段，虽然缺乏强有力的循证医学证据，但是专家组具有一致共识的，可以作为 III 级推荐供医疗人员参考
不推荐 / 反对	对于已有充分证据证明不能使患者获益的，甚至导致患者伤害的药物或者医疗技术，专家组具有一致共识的，应写明"专家不推荐"或者必要时"反对"。可以是任何类别等级的证据

CSCO 胰腺癌诊疗指南（2020）更新要点

1 胰腺癌 MDT 诊疗模式

注释 a：语句调整 "胰腺癌患者常具有以下特点。①营养不良：胰腺具有外分泌和内分泌两方面的重要功能，因此胰腺癌患者 80% 具有营养不良、消化和吸收障碍，以及血糖调节异常；②疼痛：胰腺癌具有嗜神经性，患者常出现疼痛；③黄疸：胰腺癌常以梗阻性黄疸为首发临床表现；④炎症：胰腺癌常同时伴有 HBV 感染和 / 或胆道感染病史。因此，在 MDT 过程中，应同样重视肿瘤介入科、营养科、内分泌科、疼痛科和消化科的参与。"

2.1.1 胰腺癌相关影像学诊断

注释：增加注释 b "推荐按照影像学报告参考模板书写报告，特别是胰腺头颈部肿瘤（影像学报告参考模板详见附录 11）。"

2.1.2 胰腺癌病理学诊断

Ⅰ级专家推荐：增加 "9. 行 *BRCA1/2*、*PALB2* 和 *NTRK* 基因检测 [h] 和 10. 行错配修复缺陷（dMMR）/微卫星不稳定（MSI）检测 [h, i]。"

Ⅱ级专家推荐：增加 "3. 行胚系和与治疗相关的体细胞突变基因检测 [j]。"

Ⅲ级专家推荐：去除原基因检测推荐，增加 "1. 检测 PD-1 和 PD-L1 表达；2. 采用 NGS 进行多基因检测，评估 TMB，了解有无潜在获益的治疗靶点 [k]。"

注释 h 调整为 "如存在 *BRCA1/2* 或 *PALB2* 基因突变，可考虑使用含铂类的化疗 [1-2]。对存在 *NTRK* 基因融合的患者，靶向 *NTRK* 可能使患者获益 [3-4]。对存在 dMMR/MSI-H 的患者，使用靶向

PD-1 免疫检查点抑制剂可能患者获益[5]。但对于普通胰腺癌患者，PD-1 或 PD-L1 等免疫检查点抑制剂的应用，目前尚无充分循证医学依据，亦缺乏相应的生物标志物，期待后续临床研究。"

增加注释 i："错配修复缺陷（different mismatch repair，dMMR）首选蛋白检测，使用免疫组织化学方法检测 MLH1、MSH2、MSH6 和 PMS2 的表达，任何一个蛋白表达缺失为 dMMR，4 个蛋白均表达为错配修复功能完整（pMMR）。微卫星不稳定（microsatellite instability，MSI）建议采用 NCI 推荐的 5 个微卫星监测位点（BAT25，BAT26，D5S346，D2S123 和 D17S250）。判读标准为：所有 5 个位点均稳定为微卫星稳定（MSS），1 个位点不稳定为微卫星低度不稳定（MSI-L），2 及 3 个以上位点不稳定为微卫星高度不稳定（MSI-H）。DNA 错配修复系统缺陷会造成微卫星不稳定情况。通常情况下，dMMR 与 MSI-H 在生物学上具有一致性。"

增加注释 j："推荐所有确诊胰腺癌的病人接受胚系基因检测，使用检测遗传性肿瘤综合征的基因 panel。建议对可以进行抗癌治疗的局部进展 / 转移性疾病患者进行肿瘤 / 体细胞基因谱分析以鉴定不常见的突变。考虑对与治疗相关的体细胞突变进行针对性检查，包括但不限于：基因融合（ALK、NRG1、NTRK、ROS1）、基因突变（BRAF、BRCA1/2、HER2、KRAS、PALB2）和错配修复（MMR）缺陷（通过 IHC、PCR 或 NGS 检测）。最好用肿瘤组织进行检测，如果肿瘤组织检测不可行，可以考虑进行 cfDNA 检测。"

增加注释 k："在标准治疗失败后，建议 NGS 检测，基于'篮式'研究思路，寻找可能使患者获益的潜在治疗靶点及相关靶向药物。同时评估 TMB，了解是否可能从免疫治疗中获益。"

增加参考文献：

［1］ Max M Wattenberg, Daniella Asch, Shun Yu, et al. Platinum Response Characteristics of Patients With Pancreatic Ductal Adenocarcinoma and a Germline BRCA1, BRCA2 or PALB2 Mutation. Br J Cancer, 2020, 122(3): 333-339.

［2］ Rebelatto TF, Falavigna M, Pozzari M, et al. Should platinum-based chemotherapy be preferred for germline BReast CAncer genes(BRCA) 1 and 2-mutated pancreatic ductal adenocarcinoma(PDAC) patients？A systematic review and meta-analysis. Cancer Treat Rev, 2019, 80: 101895.

［4］ Robert C Doebele, Alexander Drilon, Luis Paz-Ares, et al. Entrectinib in Patients With Advanced or Metastatic NTRK Fusion-Positive Solid Tumours: Integrated Analysis of Three Phase 1-2 Trials. Lancet Oncol, 2020, 21(2): 271-282.

［5］ Dung T Le, Jennifer N Durham, Kellie N Smith, et al. Mismatch Repair Deficiency Predicts Response of Solid Tumors to PD-1 Blockade. Science, 2017, 357(6349): 409-413.

附录 1　胰腺癌 WHO 组织学分型

胰腺癌 WHO 组织学分型由 2010 版调整为 2019 版

3.1　可切除胰腺癌治疗原则

增加表格：增加可切除胰腺癌治疗原则的总表格

体能状态	Ⅰ级专家推荐	Ⅱ级专家推荐	Ⅲ级专家推荐
体能状态良好，可耐受手术治疗	1. 根治性手术 c 2. 辅助化疗 d	1. 新辅助化疗 g 2. 辅助放疗 h 3. 新辅助放化疗 i	
体能状态较差，不能耐受手术治疗 b	1. 穿刺活检明确病理 2. 晚期姑息化疗 e 3. 最佳支持治疗 f	1. 减症放疗	1. 根治性放疗 j 2. 介入治疗

增加注释："a. 可切除胰腺癌定义：通过影像学检查，判断肿瘤可根治切除的标准是无远处转移，肿瘤未浸润动脉（腹腔干、肠系膜上动脉或肝总动脉），且肿瘤未浸润肠系膜上静脉和门静脉，或紧贴肠系膜上静脉和门静脉 ≤ 180° 且轮廓正常。"

将原 3.1.1 注释 d 调整为 3.1 注释 b。

将原 3.1.1 注释 a 调整为 3.1 注释 c。

增加注释："d. 可切除胰腺癌辅助化疗见 3.1.2 可切除胰腺癌辅助化疗。"

增加注释："e. 晚期姑息化疗详见 3.4 转移性胰腺癌治疗原则。"

增加注释："最佳支持治疗包括营养支持、解除黄疸、止痛、治疗肿瘤相关性血栓以及治疗手术和放化疗引起的各种并发症和副反应（5.1 最佳支持治疗）。"

将原 3.1.2 注释 a 调整为 3.1 注释 g。

将原 3.1.2 注释 b 调整为 3.1 注释 h。

将原 3.1.2 注释 c 调整为 3.1 注释 i，并更新和增加内容"可切除胰腺癌新辅助放化疗一直存有争议，2020 年发表在 JCO 的 PREOPANC Ⅲ期临床研究，以氟尿嘧啶类或吉西他滨为基础的同步放化疗，虽然主要研究终点 OS（16.0 个月 vs. 14.3 个月，$P=0.096$）没有显著获益，但 R0 切除率为 71% vs. 40%（$P<0.001$）有获益，且接受手术切除进入辅助治疗的患者，两组的 OS 分别为 35.2 个月 vs. 19.8 个月（$P=0.029$）[6]，具体方案详见附录 5。"。

将原 3.1.1 注释 e 调整为 3.1 注释 j。

参考文献更新：将原参考文献"GEERTJAN VAN TIENHOVEN，EVA VERSTEIJNE，MUSTAFA SUKER，et al. Preoperative chemoradiotherapy versus immediate surgery for resectable and borderline resectable pancreatic cancer（PREOPANC-1）：A randomized，controlled，multicenter phase Ⅲ trial. DOI：10.1200/JCO.2018.36.18_suppl.LBA4002 Journal of Clinical Oncology 36，no.18_suppl."更新为正式刊发版本"VERSTEIJNE E，VAN EIJCK CH，PUNT CJ，et al.Preoperative chemoradiotherapy versus immediate surgery for resectable and borderline resectable pancreatic cancer：results of the dutch randomized phase Ⅲ PREOPANC trial.J Clin Oncol，2020，PMID：32105518."。

3.1.1　可切除胰腺癌外科治疗

将原表格进行调整，具体如下：

肿瘤部位	Ⅰ级专家推荐	Ⅱ级专家推荐	Ⅲ级专家推荐
胰头部位	胰十二指肠切除术（Whipple 手术）		扩大区域淋巴结清扫[b]
胰体尾部	胰体尾和脾切除术	腹腔镜胰体尾切除术[a]	扩大区域淋巴结清扫[b]
肿瘤累及全胰或胰腺内有多发病灶	全胰切除术		扩大区域淋巴结清扫[b]

将原 3.1.1 注释 a 删除。

将原 3.1.1 注释 b 调整为 3.1.1 注释 a。

将原 3.1.1 注释 c 调整为 3.1.1 注释 b。

将原 3.1.1 注释 d、e 删除。

3.1.2　可切除胰腺癌辅助化疗

将原 3.1.2.1 可切除胰腺癌辅助化疗调整为 "3.1.2 可切除胰腺癌辅助化疗"。

将Ⅰ级专家推荐排列顺序由 "1. 吉西他滨单药（1A 类证据）2. 替吉奥单药（1A 类证据）3. 吉西他滨（gemcitabine，GEM）联合卡培他滨（captabine，CAP）（1A 类证据）4. mFOLFIRINOX（1A 类证据）[c]" 调整为 "1. 吉西他滨（gemcitabine，GEM）联合卡培他滨（captabine，CAP）（1A 类证据）[c]

2. mFOLFIRINOX（1A 类证据）[d] 3. 吉西他滨单药（1A 类证据）4. 替吉奥单药（1A 类证据）"。

增加注释："c.2017 年发表在 *Lancet* 的 ESPAC-4 临床研究中，吉西他滨联合卡培他滨（GX）对比吉西他滨（G）辅助治疗胰腺癌根治术后患者，对于主要研究终点 OS，GX 显著优于 G（28.0 个月 vs. 25.5 个月，$P = 0.032$），且 GX 组的 5 年生存率达到 28.8%。"

3.1.3 可切除胰腺癌辅助放疗

增加注释："b. 如果由于切缘阳性而考虑进行放化疗，则化疗应在放化疗实施之前进行。"

3.2 临界可切除胰腺癌治疗原则

将原注释 e 增加内容"一项 Meta 分析结果表明采用 FOLFIRINOX 方案进行新辅助化疗，可提高 R0 手术切除率、延长患者总体生存期，需要进一步前瞻性临床研究验证。"

将原注释 g 增加内容"另外，JASPAC05 Ⅱ期临床研究结果提示，术前采用 S-1 联合同步放疗可行、有效，并且可以提高 R0 切除术，Ⅲ期临床研究正在进行中[8]。"

增加参考文献：[8] TSAI S，CHRISTIANS KK，GEORGE B，et al.A phase Ⅱ clinical trial of molecular profiled neoadjuvant therapy for localized pancreatic ductal adenocarcinoma.Ann Surg，2018.268（4）：610-619.

附录 5　新辅助治疗方案（可切除或临界可切除）

增加：新方案，具体：

FOLFIRINOX+ 放疗方案[7]

奥沙利铂 85mg/m^2 静脉输注 2h，d1

伊立替康 180mg/m² 静脉输注大于 30~90min，d1

LV 400mg/m² 静脉输注 2h，d1

5-FU 400mg/m² 静冲 d1，然后 2 400mg/m²，持续静脉输注 46h

每 2 周重复

短程放化疗：5Gy/Fx5 次，总量 25Gy + 卡培他滨 825mg/m²，每日 2 次，d1~5，持续 2 周

或长程放化疗：总量 2.08Gy/Fx28 次，总量 50.4Gy+ 卡培他滨 825mg/m² 或 5-FU

225mg/(m²·d) 持续静脉输注，d1~5

可调整 FOLFIRINOX+ 放疗方案

奥沙利铂 85mg/m² 静脉输注 2h，d1

伊立替康 135mg/m² 静脉输注大于 30~90min，d1

LV 400mg/m² 静脉输注 2h，d1

5-FU 2 400mg/m² 持续静脉输注 46h

每 2 周重复

短程放化疗：5Gy/Fx5 次，总量 25Gy

或长程放化疗：总量 2.08Gy/Fx28 次，总量 50.4Gy+ 卡培他滨 825mg/m² 或 5-FU

225mg/(m²·d) 持续静脉输注，d1~5

PEXG 方案[8]

顺铂 30mg/m^2 静脉输注，d1、15

表阿霉素 30mg/m^2 静脉输注，d1、15

吉西他滨 800mg/m^2 静脉输注，d1、15

卡培他滨 1 250mg/m^2 口服，d1~28

每 4 周重复

增加参考文献

［5］ MOTOI F, SATOI S, HONDA G, et al. Randomized phase Ⅱ/Ⅲ trial of neoadjuvant chemotherapy with gemcitabine and S-1 versus upfront surgery for resectable pancreatic cancer (Prep-02/ JSAP05). Jpn J Clin Oncol, 2019, 49 (2): 190-194.

［7］ MURPHY JE1, WO JY2, RYAN DP1, et al. Total neoadjuvant therapy with FOLFIRINOX followed by individualized chemoradiotherapy for borderline resectable pancreatic adenocarcinoma: A phase 2 clinical trial. JAMA Oncology, 2018, 4: 963-969.

［8］ MICHELE RENI, GIANPAOLO BALZANO, SILVIA ZANON, et al. Safety and efficacy of preoperative or postoperative chemotherapy for resectable pancreatic adenocarcinoma (PACT-15): A randomised, open-label, phase 2-3 trial. Lancet Gastroenterol Hepatol, 2018, 3 (6): 413-423.

3.3 局部进展期胰腺癌治疗原则

Ⅲ级专家推荐增加 "3. 化疗联合电场疗法"。

将原注释"e.转化化疗方案详见附录5新辅助化疗方案",调整为"e.对于局部晚期胰腺癌患者,转化治疗后出现以下情况:①肿瘤缩小达到 PR 或 SD(缩小);② CA19-9 水平下降 50% 和临床改善(即体能评分、疼痛、体重/营养状态的改善);③ PET-CT 代谢值下降 30% 以上,经 MDT 讨论可手术者,应考虑手术切除。转化化疗方案详见附录5新辅助化疗方案。"

增加注释 k:"Ⅱ期临床研究显示,电场疗法联合白蛋白结合型紫杉醇和吉西他滨可显著延长局部晚期或转移性胰腺癌的 PFS(12.7 月)和 OS(尚未达到),目前Ⅲ临床研究 PANOVA-3 正在进行中(见附录7)[6]"

增加参考文献:"Fernando Rivera, Manuel Benavides, Javier Gallego, et al. Tumor Treating Fields in Combination With Gemcitabine or Gemcitabine Plus Nab-Paclitaxel in Pancreatic Cancer: Results of the PANOVA Phase 2 Study. Pancreatology, 2019, 19 (1): 64-72."

附录7

标题由"不可逆电穿孔消融治疗"调整为"不可逆电穿孔和电场疗法",增加内容"电场疗法是一种通过便携式、无创的医疗器械实施的疗法,其原理是通过低强度、中频(200 kHz)交流电场,作用于增殖癌细胞的微管蛋白,干扰肿瘤细胞有丝分裂,使受影响的癌细胞凋亡并抑制肿瘤生长,已经成为继手术、放疗、药物治疗之后的全新肿瘤治疗手段。近期一项Ⅱ期临床研究显示,电场疗法联合吉西他滨或者联合白蛋白结合型紫杉醇和吉西他滨可显著延长局部晚期或转移性胰腺癌的 PFS 和 OS,目前Ⅲ期临床正在进行中。"

3.4 转移性胰腺癌治疗原则

Ⅱ级专家推荐：将原Ⅲ级专家推荐"维持化疗"修改为"维持治疗"，并调整为Ⅱ级专家推荐。

Ⅲ级专家推荐：增加化疗联合电场疗法

将注释 g 调整为"近期多项临床研究提示一线化疗后使用维持治疗可使患者获益。根据 POLO 临床研究，对于存在 *BRCA1/2* 胚系突变的患者，在一线含铂类方案化疗后使用奥拉帕利维持治疗可显著延长 PFS（7.4 个月 vs. 3.8 个月，$P = 0.004$）[2]。一项国内开展的Ⅱ期临床研究，在晚期胰腺癌中，白蛋白结合型紫杉醇联合替吉奥（NS 方案）一线治疗后替吉奥（S）维持治疗，PFS 为 6.2 个月，OS 为 13.6 个月[3]。另一项国外开展Ⅱ期临床研究，白蛋白结合型紫杉醇联合吉西他滨（GN 方案）后吉西他滨（G）维持治疗，PFS 为 6.4 个月，OS 为 13.4 个月[4]。"

增加参考文献

［1］ GOLAN T, HAMMEL P, RENI M, et al. Maintenance olaparib for germline BRCA-mutated metastatic pancreatic cancer. N Engl J Med, 2019, 381 (4): 317-327.

［2］ WEN ZHANG, CHUNXIA Du, YONGKUN SUN, et al. Nab-paclitaxel plus S-1 as first-line followed by S-1 maintenance for advanced pancreatic adenocarcinoma: A single-arm phase Ⅱ trial. Cancer Chemother Pharmacol, 2018, 82 (4): 655-660.

［3］ ROBERTO PETRIOLI, PAMELA TORRE, GUIDO PESOLA, et al. Gemcitabine plus nab-paclitaxel followed by maintenance treatment with gemcitabine alone as first-line treatment for older adults with locally advanced or metastatic pancreatic cancer. Journal of Geriatric Oncology, 2019 Aug 27 [Online ahead of print].".

3.4.1　转移性胰腺癌一线治疗

Ⅰ级专家推荐增加："5. 含铂类的方案（存在 *BRCA1/2* 胚系突变），对于治疗 ≥ 16 周后仍无疾病进展的患者，考虑奥拉帕利维持治疗（1A 类证据）"。

附录9　一线化疗方案

奥拉帕利维持治疗方案[i]

奥拉帕利 300mg 口服，每日 2 次

（对于有 *BRCA1/2* 胚系突变，PS 评分好，一线含铂类方案治疗 >16 周疾病无进展的患者）

注释增加："奥拉帕利维持[12]：POLO 临床研究中，对于存在 *BRCA1/2* 胚系突变的患者，在一线含铂类方案化疗 16 周和以上患者，如仍维持病情稳定或患者，使用奥拉帕尼维持治疗可显著延长 PFS（7.4 个月 vs. 3.8 个月，*P* = 0.004）。此研究含有亚洲人群，且达到研究终点，故作为Ⅰ级推荐。"

增加参考文献："[12] GOLAN T, HAMMEL P, RENI M, et al. Maintenance olaparib for germline BRCA-mutated metastatic pancreatic cancer. N Engl J Med, 2019, 381 (4): 317-327.".

3.4.2　转性胰腺癌二线治疗

将 "1. 纳米脂质体伊立替康 +5-FU/LV（1A 类证据）" 由Ⅱ级专家推荐上升为Ⅰ级专家推荐。

附录10

注释a调整为 "纳米脂质体伊立替康 +5-FU/LV[1-2]：NAPOLI-1 研究为随机对照Ⅲ期临床研究。纳米脂质体伊立替康 +5-FU/LV 的 mOS 为 6.1 个月，5-FU/LV 为 4.2 个月（HR=0.67，*P*=0.012），

两组差异有统计学意义。NAPOLI-1 研究共纳入亚洲患者 132 例（韩国和中国台湾），近期发布了亚洲患者的亚组分析，结果显示，纳米脂质体伊立替康 +5-FU/LV 的 mOS 为 8.9 个月，5-FU/LV 为 3.7 个月（HR = 0.51，P =.025），故作为 I 级推荐。"

5.1 最佳支持治疗

将最佳支持治疗进行整体调整，增加 5.1.3 胰腺癌梗阻性黄疸处理方案和 5.1.4 肿瘤相关性血栓处理方案（详见 5.1 最佳支持治疗）

附录 13 胰腺癌诊治流程图

将"附录 11 胰腺癌诊治流程图"调整为"附录 13 胰腺癌诊治流程图"；在附录 13 中将"可能切除"修正为"潜在可切除"。

增加"附录 11 影像学报告参考模板"。

增加"附录 12 病理学报告参考模板"。

1 胰腺癌 MDT 诊疗模式 [a]

内容	Ⅰ级专家推荐	Ⅱ级专家推荐	Ⅲ级专家推荐
MDT 学科组成	1. 外科：胰腺外科（或肝胆胰外科、或普外科）[b] 2. 肿瘤内科 3. 放射治疗科 [c] 4. 放射诊断科 5. 病理科	1. 肿瘤介入科 2. 消化内科 3. 营养科 4. 疼痛科 5. 内分泌科	1. 核医学科 2. 超声科 3. 分子检验科
MDT 成员要求	高年资主治医师及以上	副主任医师及以上	
MDT 讨论内容	1. 临界可切除患者 2. 局部晚期患者 3. 胰腺头颈部肿瘤伴有梗阻性黄疸患者 4. 因医学原因不能耐受手术的可切除患者	1. 需要特殊新辅助、辅助及转化放、化疗的患者 2. 单一部位转移，可与原发灶同时切除患者 3. 存在多发转移或营养障碍或疼痛的患者 4. 仅肿瘤标志物升高的术后患者	1. 主管医师认为需要 MDT 的特殊内容

胰腺癌 MDT 诊疗模式（续表）

内容	Ⅰ级专家推荐	Ⅱ级专家推荐	Ⅲ级专家推荐
MDT 日常活动	1. 固定学科、固定专家、固定时间（建议每 1~2 周一次）、固定场所、固定设备	根据具体情况设置	

【注释】

a. 胰腺癌诊疗应高度重视 MDT 的作用，推荐有条件的单位尽可能进行胰腺癌 MDT。MDT 实施过程中由多个学科专家共同分析患者的临床症状、体征、影像、病理、分子检测等资料，对患者的体能状态、疾病诊断、分期、侵犯范围、发展趋向和预后等做出全面的评估，并根据国内外治疗规范 / 指南 / 循证医学证据，结合现有的治疗手段，制定科学、合理的诊疗计划，积极应用手术、化疗、放疗、介入以及分子靶向药物等手段进行综合治疗，以期达到治愈或控制肿瘤，延长生存期和提高生活质量的目的。

胰腺癌患者常具有以下特点：①营养不良：胰腺具有外分泌和内分泌两方面的重要功能，因此胰腺癌患者 80% 具有营养不良、消化和吸收障碍，以及血糖调节异常；②疼痛：胰腺癌具有嗜神经性，患者常出现疼痛；③黄疸：胰腺癌常以梗阻性黄疸为首发临床表现；④炎症：胰腺癌常同时伴有 HBV 感染和 / 或胆道感染病史。因此，在 MDT 过程中，应同样重视肿瘤介入科、营养科、内分泌科、疼痛科和消化科的参与。

b. 考虑到胰腺癌手术的复杂性，建议胰腺癌的首次诊断和手术治疗应在一定规模的胰腺癌诊治中心进行（胰腺癌手术量至少 20 台 / 年）。

c. 胰腺癌放疗的技术含量高，提高放疗剂量可改善局部控制率和生存率[1,2]，建议胰腺癌放疗应在有高质量影像诊断技术、图像引导调强放疗系统或立体定向放射治疗技术的放疗中心进行。

参考文献

［1］ REN G, XIA T, WANG Y. IMRT with capecitabine in advanced pancreatic cancer. In regard to Passoni Et Al. Int J Radiat Oncol Biol Phys. 2014, 89 (2): 431.

［2］ DE GEUS SWL, ESKANDER MF, KASUMOVA GG, et al. Stereotactic body radiotherapy for unresected pancreatic cancer: A nationwide review. Cancer. 2017, 123 (21): 4158-4167.

2 胰腺癌诊断原则

2.1 胰腺癌诊疗总则

临床问题	Ⅰ级专家推荐	Ⅱ级专家推荐	Ⅲ级专家推荐
出现胰腺癌相关临床表现[b]或发现胰腺占位	1. 体能状态评估[a] 2. 体格检查[b] 3. 实验室检查[c] 4. 影像学检查 5. 病理诊断 6. MDT 讨论	1. 家族史询问[d]	

【注释】

a. 胰腺癌有别于其他肿瘤，体能状况评估尤为重要，决定了整个治疗策略的制定。全面体能状态评估应该包括体能状态评分（performance status，PS）、疼痛、胆道梗阻和营养状况 4 个方面。体能状态良好标准如下：① ECOG 评分 ≤ 2 分；②疼痛控制良好，疼痛数字分级法（NRS）评估值 ≤ 3；③胆道通畅；④体重稳定。

b. 多数胰腺癌患者起病隐匿，可表现为上腹部不适、隐痛、消化不良或腹泻，需与其他消化系统疾病鉴别诊断。在体格检查方面，一般无明显体征，当疾病处于进展期时，可出现黄疸、肝脏增大、胆囊肿大、上腹部肿块以及腹水等阳性体征。

c. 实验室检查：①肿瘤标志物检查：与胰腺癌诊断相关肿瘤标志物有糖类抗原 CA19-9、癌胚抗原 CEA、糖类抗原 CA125 等。其中 CA19-9 是胰腺癌患者最重要的肿瘤标志物（见 5.2）；②生化检查：关注肝功能的变化，特别是肿瘤阻塞胆管时。

d. 如果被诊断为胰腺癌，对年轻患者应详细询问家族史，必要时进行遗传筛查。

2.1.1　胰腺癌相关影像学诊断 [a, b]

临床问题	Ⅰ级专家推荐	Ⅱ级专家推荐	Ⅲ级专家推荐
初步诊断	胰腺增强 CT 或增强 MRI	腹部 B 超和 ERCP	PET-CT 和 EUS
临床分期	胸部、腹部、盆腔增强 CT 或增强 MRI	PET-CT	
评估随访	1. 胸部、腹部、盆腔增强 CT 或增强 MRI 2. 存在骨相关症状的患者，行骨 ECT 扫描 3. 存在脑转移相关症状的患者，行头颅 MRI 增强		PET-CT

【注释】

a. 影像学主要用于胰腺癌的初步诊断、术前分期和评估随访。协助诊断胰腺癌的医学影像学技术和手段较多，包括 B 超、CT、MRI、ERCP、PET-CT 和 EUS 等，其特点各不相同。由于各种检查技术的特点不同，选择时应遵循"完整（显示整个胰腺）、精细（层厚 2~3mm 的薄层扫描）、动态（动态增强、定期随访）、立体（多轴面重建，全面了解毗邻关系）"的基本原则。不推荐 PET-CT 作为胰腺癌诊断的常规检查手段，对疑似有远处转移而高质量的 CT/MRI 检查仍无法确诊的患者，推荐进行 PET-CT 扫描检查。如果影像学和多学科讨论难以初步诊断或分期的患者，可考虑 EUS-FNA、腹腔镜或开放手术探查。根据影像学可初步分为：可切除胰腺癌、临界可切除胰腺癌、局部晚期胰腺癌和转移性胰腺癌。

b. 推荐按照影像学报告参考模板书写报告，特别是胰腺头颈部肿瘤（影像学报告参考模板详见附录 11）。

2.1.2 胰腺癌病理学诊断 [a, b, c]

标本类型	I 级专家推荐	II 级专家推荐	III 级专家推荐
手术切除 [d, e, f]	1. 组织学类型 [g] 2. 病理分级 3. 病灶大小 4. 肿瘤侵犯范围 5. 有无脉管侵犯 6. 有无神经侵犯 7. 切缘情况 8. 淋巴结情况 9. 行 *BRCA1/2*、*PALB2* 和 *NTRK* 基因检测 [h] 10. 行错配修复缺陷（dMMR）/ 微卫星不稳定（MSI）检测 [h, i]	1. 有无伴随胰腺炎 2. 是否存在 PanIN 3. 行胚系和与治疗相关的体细胞突变基因检测 [j]	1. 检测 PD-1 和 PD-L1 表达 2. 采用 NGS 进行多基因检测，评估 TMB，了解有无潜在获益的治疗靶点 [k]

标本类型	Ⅰ级专家推荐	Ⅱ级专家推荐	Ⅲ级专家推荐
穿刺活检术	1. 明确病变性质和类型：肿瘤／非肿瘤、良性／恶性 2. 组织学类型 e 3. 肿瘤分化 4. 鉴别诊断的免疫组化标记物 5. 行 *BRCA1/2*、*PALB2* 和 *NTRK* 基因检测 h 6. 行 dMMR/MSI 检测 h, i	1. 行胚系和与治疗相关的体细胞突变基因检测 j	1. 检测 PD-1 和 PD-L1 表达 2. 采用 NGS 进行多基因检测，评估 TMB，了解有无潜在获益的治疗靶点 k
细胞学	1. 明确病变性质和类型：肿瘤／非肿瘤、良性／恶性 2. 组织学来源 3. 鉴别诊断的免疫组化标记物 4. 行 *BRCA1/2*、*PALB2* 和 *NTRK* 基因检测 h 5. 行 dMMR/MSI 检测 h, i	1. 行胚系和与治疗相关的体细胞突变基因检测 j	1. 检测 PD-1 和 PD-L1 表达 2. 采用 NGS 进行多基因检测，评估 TMB，了解有无潜在获益的治疗靶点 k

【注释】

a. 组织病理学和 / 或细胞学是确诊胰腺癌的唯一依据，应尽可能在抗肿瘤治疗前获得病理学检查结果。考虑临床实际情况，有时无法获得组织病理学或细胞学依据，可结合病史、临床表现、实验室检查和影像学检查，由 MDT 讨论后慎重做出临床初步诊断。如 MDT 不能做出一致性诊断时，建议动态观察，严密随访复查。

b. 获取组织病理学和 / 或细胞学诊断的方法：①手术活检：是获取组织病理学诊断的可靠方法；②穿刺活检术：对无法手术获得组织的患者，建议影像引导下经皮穿刺或超声内镜引导下穿刺，获得组织病理学或细胞学标本。对有转移病灶的患者，原发病灶获取和诊断困难，推荐对转移病灶活检；③脱落细胞学检查：通过胰管细胞刷检、胰液收集检查、体腔积液化验等方法获得细胞病理资料。

c. 鉴于胰腺癌患者获得标本困难，临床医师应与病理科医师讨论确定标准操作流程，以提高检测阳性率。推荐流程：所有标本应及时固定（离体 30 分钟内固定最佳），使用新鲜的 3.7% 中性缓冲甲醛固定液，固定液的量应为组织的 10 倍，固定 8~48 小时。标本需完整送检，手术外科医师做好淋巴结的分组。

d. 拟行 R0 手术的患者，只要诊断依据（临床、实验室检查、影像学表现）充分，不需先获得病理学诊断支持。

e. TNM 病理分期（pTNM）采用 AJCC/UICC 第 8 版，详细参见附录 2。TNM 前加前缀 c、

p、m、r 和 y，分别代表临床、组织病理学、多发性原发肿瘤、复发性肿瘤和治疗后肿瘤的 TNM 分期。

f. 胰腺癌能否达到 R0 切除是影响胰腺癌预后的重要因素，国内外学界达成共识，切缘肿瘤侵犯采用欧洲标准即 "1mm 原则" 为判断 R0 切除或 R1 切除的标准，切缘 1mm 以上无肿瘤细胞方为 R0 切除，否则为 R1 切除。胰腺癌切缘详见附录 3。

g. 胰腺癌组织学分型参考 WHO 消化系统肿瘤分类 2019 版，详见附录 1。本指南仅适用于胰腺实质外分泌细胞起源的胰腺导管上皮腺癌，不包括神经内分泌肿瘤、淋巴瘤、转移瘤等恶性肿瘤和实性假乳头状瘤、囊腺瘤、IPMN 等良性或潜在恶性肿瘤。

h. 如存在 *BRCA1/2* 或 *PALB2* 基因突变，可考虑使用含铂类的化疗[1-2]。对存在 *NTRK* 基因融合的患者，靶向 *NTRK* 可能使患者获益[3-4]。对存在 dMMR/MSI-H 的患者，使用靶向 PD-1 免疫检查点抑制剂可能使患者获益[5]。但对于普通胰腺癌患者，PD-1 或 PD-L1 等免疫检查点抑制剂的应用，目前尚无充分循证医学依据，亦缺乏相应的生物标志物，期待后续临床研究。

i. 错配修复缺陷（different mismatch repair，dMMR）首选蛋白检测，使用免疫组织化学方法检测 MLH1、MSH2、MSH6 和 PMS2 的表达，任何一个蛋白表达缺失为 dMMR，4 个蛋白均表达为错配修复功能完整（pMMR）。微卫星不稳定（microsatellite instability，MSI）建议采用 NCI 推荐的 5 个微卫星监测位点（BAT25，BAT26，D5S346，D2S123 和 D17S250）。判读标准为：所有 5 个位点均稳定为微卫星稳定（MSS），1 个位点不稳定为微卫星低度不稳定（MSI-L），2 及 3 个以上位点不稳定为微卫星高度不稳定（MSI-H）。DNA 错配修复系统缺陷会造成微卫星不稳定情况。通常情况下，dMMR 与 MSI-H 在生物学上具有一致性。

j. 推荐所有确诊胰腺癌的病人接受胚系基因检测，使用检测遗传性肿瘤综合征的基因 panel。建议对可以进行抗癌治疗的局部进展/转移性疾病患者进行肿瘤/体细胞基因谱分析以鉴定不常见的突变。考虑对与治疗相关的体细胞突变进行针对性检查，包括但不限于：基因融合（*ALK*、*NRG1*、*NTRK*、*ROS1*）、基因突变（*DRAF*、*BRCA1/2*、*HER2*、*KRAS*、*PALB2*）和错配修复（MMR）缺陷（通过 IHC、PCR 或 NGS 检测）。最好用肿瘤组织进行检测，如果肿瘤组织检测不可行，可以考虑进行 cfDNA 检测。

k. 在标准治疗失败后，建议 NGS 检测，基于"篮式"研究思路，寻找可能使患者获益的潜在治疗靶点及相关靶向药物。同时评估 TMB，了解是否可能从免疫治疗中获益。

参考文献

［1］ MAX M W, DANIELLA A, SHUN Y, et al. Platinum Response Characteristics of Patients With Pancreatic Ductal Adenocarcinoma and a Germline BRCA1, BRCA2 or PALB2 Mutation. Br J Cancer, 2020, 122 (3): 333-339.

［2］ REBELATTO TF, FALAVIGNA M, POZZARI M, et al. Should platinum-based chemotherapy be preferred for germline BReast CAncer genes (BRCA) 1 and 2-mutated pancreatic ductal adenocarcinoma (PDAC) patients？ A systematic review and meta-analysis. Cancer Treat Rev, 2019, 80: 101895.

[3] THEODORE W L, STEVEN GD, LEO M, et al. Larotrectinib for Paediatric Solid Tumours Harbouring NTRK Gene Fusions: Phase 1 Results From a Multicentre, Open-Label, Phase 1/2 Study. Lancet Oncol, 2018, 19 (5): 705-714.

[4] ROBERT CD, ALEXANDER D, LUIS PA, et al. Entrectinib in Patients With Advanced or Metastatic NTRK Fusion-Positive Solid Tumours: Integrated Analysis of Three Phase 1-2 Trials. Lancet Oncol, 2020, 21 (2): 271-282.

[5] DUNG T L, JENNIFER ND, KELLIE NS, et al. Mismatch Repair Deficiency Predicts Response of Solid Tumors to PD-1 Blockade. Science, 2017, 357 (6349): 409-413.

2.2　附录

附录 1　胰腺癌 WHO 组织学分型（2019 版）

起源于胰腺导管上皮的恶性肿瘤（适用于本指南的胰腺癌病理类型）	起源于非胰腺导管上皮的恶性肿瘤
导管腺癌	腺泡细胞癌
腺鳞癌和鳞癌	胰母细胞瘤
胶样癌	实性 - 假乳头状肿瘤
肝样腺癌	胰腺神经内分泌肿瘤
髓样癌	
浸润性微乳头状癌	
印戒细胞癌	
未分化癌（间变型 / 肉瘤样型）	
未分化癌伴破骨细胞样巨细胞	
其他	

附录 2　胰腺癌病理分期

本指南采用 UICC/AJCC TNM 分期系统（2017 年第 8 版）[1]，详细内容如下：

T、N、M 的定义

T- 原发肿瘤

Tx 原发肿瘤无法评价

T0　无原发肿瘤证据

Tis　原位癌（包括高级别的胰腺上皮内瘤变（PanIN-3）导管内乳头状黏液性肿瘤伴高度异型增生、导管内管状乳头状肿瘤伴高度异型增生和胰腺黏液性囊性肿瘤伴高度异型增生）

T1　肿瘤最大径 ≤ 2cm

　T1a　肿瘤最大径 ≤ 0.5cm

　T1b　肿瘤最大直径 >0.5cm 且 <1cm

　T1c　肿瘤最大直径 ≥ 1cm 且 ≤ 2cm

T2　肿瘤最大径 2cm< 最大径 ≤ 4cm

T3　肿瘤最大径 >4cm

T4　肿瘤不论大小，侵及腹腔干、肠系膜上动脉和 / 或肝总动脉

N- 区域淋巴结

Nx 区域淋巴结无法评估

N0 无区域淋巴结转移

N1 1~3 个区域淋巴结转移

N2 ≥ 4 个区域淋巴结转移

M- 远处转移

M0 无远处转移

M1 有远处转移

病理分期

分期	T	N	M
0	Tis	N0	M0
I A	T1	N0	M0
I B	T2	N0	M0
II A	T3	N0	M0
II B	T1、T2、T3	N1	M0
III	T1、T2、T3	N2	M0
	T4	任何 N	M0
IV	任何 T	任何 N	M1

参考文献

[1] Peter J Allen, Deborah Kuk, Carlos Fernandez-Del Castillo, et al.Multi-institutional validation study of the American Joint Commission on Cancer (8th Edition) changes for T and N staging in patients with pancreatic adenocarcinoma.Annals of Surgery, 2017, 265 (1): 185-191.

附录 3　胰腺癌切缘

序号	切缘名称
1	胰腺钩突切缘（即肠系膜上动脉切缘，该切缘为胰腺解剖的钩突部，紧邻并位于门静脉沟切缘左侧，与肠系膜上动脉相毗邻）
2	前切缘（胰腺实质前方，右侧为十二指肠降部，左侧为门静脉沟切缘）
3	门静脉沟切缘（即肠系膜上静脉切缘，是由门静脉在胰腺表面压出一条光滑的切迹，其右侧为前切缘，左侧为钩突切缘）
4	后切缘（为胰腺实质后方，其右侧为十二指肠降部，左侧为钩突切缘）

胰腺癌切缘（续表）

序号	切缘名称
5	胰腺颈部切缘（即断端切缘，位于胰颈处，为胰腺手术断端）
6	胆管切缘
7	其他切缘：在 Whipple 手术标本中还包括胃切缘及小肠切缘

3 胰腺癌治疗原则

3.1 可切除胰腺癌治疗原则 [a]

体能状态	I 级专家推荐	II 级专家推荐	III 级专家推荐
体能状态良好，可耐受手术治疗	1. 根治性手术 [c] 2. 辅助化疗 [d]	1. 新辅助化疗 [g] 2. 辅助放疗 [h] 3. 新辅助放化疗 [i]	
体能状态较差，不能耐受手术治疗 [b]	1. 穿刺活检明确病理 2. 晚期姑息化疗 [e] 3. 最佳支持治疗 [f]	1. 减症放疗	1. 根治性放疗 [j] 2. 介入治疗

【注释】

a. 可切除胰腺癌定义：通过影像学检查，判断肿瘤可根治切除的标准是无远处转移，肿瘤未浸润动脉（腹腔干、肠系膜上动脉或肝总动脉），且肿瘤未浸润肠系膜上静脉和门静脉，或紧贴肠系膜上静脉和门静脉 ≤ 180° 且轮廓正常。

b. 对于可手术切除的局限性胰腺癌，因医学原因、患者自身意愿或高龄等原因，不能耐受或不适合手术切除。

c. 手术目的是实施根治性切除（R0）[1]。切缘的相关定义详见 2.1.2 胰腺癌病理学诊断。根据综合诊治的原则，术前应该进行 MDT 讨论，充分评估根治性切除的可能性，明确肿瘤是否有远处转移和合并症（基线评估）。

d. 可切除胰腺癌辅助化疗方案详见附录 4。

e. 晚期姑息化疗详见 3.4 转移性胰腺癌治疗原则。

f. 最佳支持治疗包括营养支持、解除黄疸、止痛、治疗肿瘤相关性血栓以及治疗手术和放化疗引起的各种并发症和副反应（5.1 最佳支持治疗）。

g. 明确可切除的胰腺癌患者，新辅助化疗不常规推荐，仅在临床研究中推荐。但对于有高危因素的患者（非常高的 CA19-9、肿瘤原发灶巨大、巨大的区域淋巴结转移、严重的体重丢失和极度疼痛）可考虑行新辅助治疗，但化疗前需明确细胞学或病理学诊断。新辅助化疗可降低肿瘤分期，同时也是对肿瘤生物学行为的筛选。应进一步组织前瞻性、多中心、随机对照临床研究。

h. 术后辅助放疗尚存争议[2-5]，尚缺乏高级别的循证医学依据，建议积极参与临床研究。与单独化疗相比，在体能状态良好和 R1 切除的患者，采用辅助性放化疗可能改善预后，降低肿瘤局部复发率。

i. 可切除胰腺癌新辅助放化疗一直存有争议，2020 年发表在 JCO 的 PREOPANC Ⅲ期临床研究，以氟尿嘧啶类或吉西他滨为基础的同步放化疗，虽然主要研究终点 OS（16.0 个月 vs. 14.3 个月，P=0.096）没有显著获益，但 R0 切除率为 71% vs. 40%（P<0.001）有获益，且接受手术切除进

入辅助治疗的患者，两组的 OS 分别为 35.2 个月 vs. 19.8 个月（*P*=0.029）[6]，具体方案详见附录 5。

j. 根治性放疗是采用精准放疗技术，通过提高剂量，进而实施根治性治疗为目的的放疗模式。推荐采用 IMRT 或 SBRT 技术，仅照射原发灶和转移淋巴结，不做相邻区域淋巴结预防照射，剂量模式根据设备技术和可选范围 40~70Gy/5~20 次[7, 8]。

参考文献

［1］ IT KONSTANTINIDIS, AL WARSHAW, JN ALLEN, et al. Pancreatic ductal adenocarcinoma: is there a survival difference for R1 resections versus locally advanced unresectable tumors？ What is a "true" R0 resection. Ann Surg, 2013, 257 (4): 731-736.

［2］ Stocken D D, Büchler M W , Dervenis C, et al. Meta-analysis of randomised adjuvant therapy trials for pancreatic cancer. Brit J Cancer, 2005, 92 (8): 1372-1381.

［3］ SMEENK H G , van EIJCK C H J , HOP W C, et al. Long-term survival and metastatic pattern of pancreatic and periampullary cancer after adjuvant chemoradiation or observation: long-term results of EORTC trial 40891. Ann Surg, 2007, 246 (5): 734-740.

［4］ SCHMIDT J, ABEL U, DEBUS J, et al. Open-label, multicenter, randomized phase Ⅲ trial of adjuvant chemoradiation plus interferon Alfa-2b versus fluorouracil and folinic acid for patients with resected pancreatic adenocarcinoma. J Clin Oncol, 2012, 30 (33): 4077-4083.

[5] LAETHEM J-L V, HAMMEL P, MORNEX F, et al. Adjuvant gemcitabine alone versus gemcitabine-based chemoradiotherapy after curative resection for pancreatic cancer: a randomized EORTC-40013-22012/ FFCD-9203/ GERCOR phase Ⅱ study. J Clin Oncol, 2010, 28 (29): 31/ 334450-334456.

[6] EVA V, MUSTAFA S, KARIN G, et al. Preoperative chemoradiotherapy versus immediate surgery for resectable and borderline resectable pancreatic cancer: results of the Dutch Randomized Phase Ⅲ PREOPANC Trial. J Clin Oncol, 2020. PMID: 32105518.

[7] WANG J, XIA TY, WANG YJ, et al. Long-term results of gamma ray-based stereotactic body radiation therapy in treatment of medically unfit or inoperable nonmetastatic pancreatic adenocarcinoma. Int J Radiat Oncol Biol Phys, 2012, 84 (3): S815-816.

[8] 常冬妹, 夏廷毅, 李平, 等. 全身 γ 刀治疗局限期胰腺癌临床结果分析. 中华放射肿瘤学杂志, 2009, 18 (6): 470-473.

3.1.1　可切除胰腺癌外科手术 a

肿瘤部位	I 级专家推荐	II 级专家推荐	III 级专家推荐
胰头部位	胰十二指肠切除术（Whipple 手术）		扩大区域淋巴结清扫 b
胰体尾部	胰体尾和脾切除术	腹腔镜胰体尾切除术 a	扩大区域淋巴结清扫 b
肿瘤累及全胰或胰腺内有多发病灶	全胰切除术		扩大区域淋巴结清扫 b

【注释】

a. 针对胰体尾癌的腹腔镜胰体尾切除在技术上是安全可行的，但是否可达到与开腹手术一样的肿瘤根治效果，仍存争议。现有的小样本前瞻性研究和回顾性分析显示，腹腔镜远端胰腺切除并发症少、术后恢复快，但仍需大样本、前瞻性、随机、对照研究 [1, 2]。

b. 扩大区域淋巴结清扫不能改善患者的预后，不常规推荐 [3, 4]。

参考文献

[1] DE ROOIJ T, van HILST J, BUSCH OR, et al. Laparoscopic distal pancreatectomy for pancreatic ductal adenocarcinoma: time for a randomized controlled trial？ Results of an All-inclusive National Observational Study. Ann Surg, 2017, 266 (6): e84.

[2] BAKER MS, BENTREM DJ, UJIKI MB, et al. A prospective single institution comparison of perioperative outcomes for laparoscopic and open distal pancreatectomy. Surgery, 2009, 46 (4): 635-643, 643-645.

[3] NIGRI GR, ROSMAN AS, PETRUCCIANI N, et al. Meta-analysis of trials comparing minimally invasive and open distal pancreatectomies. Surg Endosc, 2011, 25 (5): 1642-1651.

[4] IQBAL N, LOVEGROVE RE, TILNEY HS, et al. A comparison of pancreaticoduodenectomy with extended pancreaticoduodenectomy: a meta-analysis of 1909 patients. Eur J Surg Oncol, 2009, 35 (1): 79-86.

3.1.2 可切除胰腺癌辅助化疗 [a]

分层	Ⅰ级专家推荐	Ⅱ级专家推荐	Ⅲ级专家推荐
体能状态良好 [b]	1. 吉西他滨（gemcitabine，GEM）联合卡培他滨（captabine，CAP）（1A 类证据）[c] 2. mFOLFIRINOX（1A 类证据）[d] 3. 吉西他滨单药（1A 类证据） 4. 替吉奥单药（1A 类证据）	1. 以 GEM 为基础的其他联合用药方案 2. 参加临床试验	
体能状态较差	1. GEM 单药（1A 类证据） 2. 氟尿嘧啶类药物（1A 类证据）	1. 参加临床试验 2. 观察	

【注释】

a. 与单纯手术相比，术后辅助化疗具有明确的疗效，可以防止或延缓肿瘤复发，提高术后长期生存率，因此，积极推荐术后实施辅助化疗，且辅助治疗应在术后 12 周内开始。

b. 对于体能状态良好的患者，可以考虑联合化疗（附录4）。此处体能状态良好标准同前（见 2.1 胰腺癌的诊疗总则）。

c. 2017 年发表在 *Lancet* 的 ESPAC-4 临床研究中，吉西他滨联合卡培他滨（GX）对比吉西他滨（G）辅助治疗胰腺癌根治术后患者，对于主要研究终点 OS，GX 显著优于 G（28.0 个月 vs. 25.5 个月，$P = 0.032$），且 GX 组的 5 年生存率达到 28.8%。

d. 2018 年发表在《新英格兰杂志》的 PRODIGE 24/CCTG PA.6 临床研究中 mFOLFIRINOX 对比吉西他滨单药治疗胰腺癌根治术患者。mFOLFIRINOX 组的 DFS 长于吉西他滨组（21.6 个月 vs. 12.8 个月，$P<0.000\ 1$），3 年无病生存率更高（39.7% vs. 21.4%）。mFOLFIRINOX 组的中位 OS 更长（54.4 个月 vs. 35.0 个月，$P=0.003$）。

3.1.3 可切除胰腺癌辅助放疗[a]

临床问题	Ⅰ级专家推荐	Ⅱ级专家推荐	Ⅲ级专家推荐
体能状态良好，切缘阳性患者[b]	1. 参加临床试验[c]	1. 氟尿嘧啶类或 GEM 同步放化疗，后续 5-FU 或 GEM 维持治疗（1B 类证据）[1-2] 2. GEM 化疗 2 周期，后续进行 GEM 为基础的同步放化疗（2A 类证据）[3] 3. GEM 同步放化疗，后续 GEM 维持治疗（2B 类证据）[4]	
体能状态良好，切缘阴性患者	1. 参加临床试验		

【注释】

a. 辅助放疗的治疗体积应基于手术前 CT 扫描结果或手术置入的银夹来确定。标准放疗体积 CTV 应包括原发肿瘤床和区域高危淋巴结区。对残端阳性部位建议适度提高剂量。

b. 如果由于切缘阳性而考虑进行放化疗，则化疗应在放化疗实施之前进行。

c. 随机对照研究显示，放化疗在欧美的研究结果有差异，国内研究证据级别相对较低，因此缺乏足够的循证医学证据，建议开展多中心临床研究。

参考文献

［1］ SMEENK HG, van EIJCK CH, HOP WC, et al. Long-term survival and metastatic pattern of pancreatic and periampullary cancer after adjuvant chemoradiation or observation: long-term results of EORTC trial 40891. Ann Surg, 2007, 246 (5): 734-740.

［2］ REGINE WF, WINTER KA, ABRAMS RA, et al. Fluorouracil vs gemcitabine chemotherapy before and after fluorouracil-based chemoradiation following resection of pancreatic adenocarcinoma: A randomized controlled trial. JAMA, 2008, 299 (9): 1019-1026.

［3］ Van LAETHEM JL, HAMMEL P, MORNEX F, et al. Adjuvant gemcitabine alone versus gemcitabine-based chemoradiotherapy after curative resection for pancreatic cancer: a randomized EORTC-40013-22012/ FFCD-9203/ GERCOR phase Ⅱ study. J Clin Oncol, 2010, 28 (29): 31/ 334450-334456.

［4］ GIAN CARLO MATTIUCCI, EDY IPPOLITO, GIUSEPPE ROBERTO D'AGOSTINO, et al. Long-term analysis of gemcitabine-based chemoradiation after surgical resection for pancreatic adenocarcinoma. Annals of Surgical Oncology, 2013 Feb, 20 (2): 423-429.

3.1.4 附录

附录 4 胰腺癌辅助化疗方案

GEM 单药方案[1]

GEM 1 000mg/m^2 静脉输注超过 30min，d1 qw × 7，休 1 周

此后 qw × 3，休 1 周，给药至 6 个月

可调整 GEM 单药方案

GEM 1 000mg/m^2 静脉输注超过 30min，d1、8，每 3 周重复，给药至 6 个月

替吉奥单药方案[2]

替吉奥 80mg/d 口服，d1~28，每 6 周重复，给药至 6 个月

可调整替吉奥单药方案

替吉奥 60~120mg/d 口服，d1~14，每 3 周重复，给药至 6 个月

氟尿嘧啶单药方案[3]

5-FU 425mg/m^2 静脉输注，d1~5

LV 20mg/m^2 静脉输注，d1~5

每 4 周重复给药，至 6 个周期

可调整氟尿嘧啶单药方案

LV 400mg/m^2 静脉输注 2h，d1

5-FU 400mg/m^2 静脉输注 d1，然后 2 400mg/m^2，持续静脉输注 46h

每 2 周重复，给药至 6 个月

GEM 联合 CAP 方案[4]

GEM 1 000mg/m^2 静脉输注超过 30min，d1、8、15，每 4 周重复，共 6 个周期

CAP 1 660mg/（m^2·d）口服，d1~21，每 4 周重复，共 6 个周期

可调整 GEM 联合 CAP 方案

GEM 1 000mg/m^2，静脉输注超过 30min，d1、8，每 3 周重复，共 6~8 个周期

CAP 825~1 000mg/m^2 口服，每日 2 次，d1~14，每 3 周重复，共 6~8 个周期

mFOLFIRINOX 方案[5]

奥沙利铂 85mg/m^2 静脉输注 2h，d1

伊立替康 150mg/m^2 静脉输注大于 30~90min，d1

LV 400mg/m^2 静脉输注 2h，d1

5-FU 2 400mg/m^2，持续静脉输注 46h，每 2 周重复，给药至 24 周

参考文献

[1] HELMUT OETTLE, PETER NEUHAUS, ANDREAS HOCHHAUS, et al. Adjuvant chemotherapy with gemcitabine and long-term outcomes among patients with resected pancreatic cancer: the CONKO-001 randomized trial. JAMA, 2013, 310 (14): 1473-1481.

[2] KATSUHIKO UESAKA, NARIKAZU BOKU, AKIRA FUKUTOMI, et al. Adjuvant chemotherapy of S-1 versus gemcitabine for resected pancreatic cancer: a phase 3, open-label, randomised, non-inferiority trial (JASPAC 01) . Lancet, 2016, 388 (10041): 248-257.

[3] NEOPTOLEMOS JP, STOCKEN DD, FRIESS H, et al. A randomized trial of chemoradiotherapy and chemotherapy after resection of pancreatic cancer. N Engl J Med, 2004, 350 (12): 1200-1210.

[4] NEOPTOLEMOS JP, PALMER DH, GHANEH P, et al. Comparison of adjuvant gemcitabine and capecitabine with gemcitabine monotherapy in patients with resected pancreatic cancer (ESPAC-4): a multicentre, open-label, randomised, phase 3 trial. Lancet, 2017, 389: 1011-1024.

[5] CONROY T, HAMMEL P, HEBBAR M, et al. FOLFIRINOX or gemcitabine as adjuvant therapy for pancreatic cancer. N Engl J Med, 2018, 379 (25): 2395-2406.

3.2 临界可切除胰腺癌治疗原则 [a]

临床问题	Ⅰ级专家推荐	Ⅱ级专家推荐	Ⅲ级专家推荐
体能状态良好，可耐受手术治疗	1. 穿刺活检明确病理 2. 参加临床试验 [b] 3. 最佳支持治疗 [c] 4. 如存在黄疸，介入治疗解除黄疸 [d] 5. 新辅助化疗 [e] 6. 外科手术治疗 [f]	1. 姑息性化疗 [e] 2. 根治性放疗 3. 新辅助放化疗 [g]	1. 诱导治疗控制后，不可逆电穿孔消融治疗 [h] 2. 放射治疗 [g] 3. 介入治疗 [e]
体能状态较差，不能耐受手术治疗	1. 穿刺活检明确病理 2. 最佳支持治疗 3. 如存在黄疸，介入治疗解除黄疸 4. 姑息性化疗	1. 减症放疗 2. 介入治疗 [e]	参加临床试验

【注释】

a. 临界可切除胰腺癌定义：①肿瘤无远处转移；②肠系膜上静脉-门静脉系统肿瘤侵犯有节段性狭窄、扭曲或闭塞，但切除后可安全重建；③胃十二指肠动脉侵犯达肝动脉水平，但未累及腹腔干；④肿瘤侵犯肠系膜上动脉未超过周径的 180°。

b. 对于临界可切除的胰腺癌诊疗，缺乏大型临床研究数据，因此建议开展多中心临床研究。

c. 最佳支持治疗应贯穿胰腺癌治疗的整个过程中。对体能状态差，无法耐受手术、放疗和化疗的患者，建议仅行最佳支持治疗（见 5.1 最佳支持治疗）。

d. 对于胰头部临界可切除胰腺癌，患者可能存在黄疸，在接受新辅助化疗等治疗前，建议行介入治疗（放置支架等）解除黄疸。

e. 对于临界可切除的胰腺癌新辅助化疗、放化疗可能提高 R0 切除率，并可改善患者生存[1-2]，但缺乏高级别的循证医学依据，且方案选择尚无标准，建议开展临床研究。对体能状况良好患者，推荐采用联合化疗（客观有效率较高）的方案进行术前治疗（附录 5），降期后再行手术切除。新辅助化疗一般推荐 2~4 个周期，根据密切复查结果进行调整。通过新辅助治疗仍不能手术切除或不能耐受手术的患者，即采用晚期胰腺癌的一线化疗方案（附录 9），不能耐受或不愿接受全身化疗的患者，可行选择性动脉灌注化疗。一项 Meta 分析结果表明，采用 FOLFIRINOX 方案进行新辅助化疗，可提高 R0 手术切除率、延长患者总体生存期，但仍需要进一步前瞻性临床研究验证。

f. 外科手术治疗：联合静脉切除如能达到 R0 切除，则患者的预后与静脉未受累及的患者相当，联合动脉切除不能改善患者的预后[6]

g. 既往新辅助放化疗联合方案无明确标准，可采用氟尿嘧啶类[3] 或 GEM 方案放疗[5]，或诱导化疗有效后采用含 5-FU 或含 GEM 方案的同步放化疗[6]。根据 PREOPANC 最新Ⅲ期临床结果，新辅助放化疗可首选吉西他滨为基础的放疗方案（详见附录 5）[7]。另外，JASPAC05 Ⅱ期临床研究结果提示，术前采用 S-1 联合同步放疗可行、有效，并且可以提高 R0 切除率，Ⅲ期临床研究正在进行中[8]。

h. 诱导治疗 4~6 个周期，疾病控制后，可行不可逆电穿孔消融治疗（详见附录 7）。

参考文献

[1] GILLEN S, SCHUSTER T, MEYER ZBC, et al. Preoperative/ neoadjuvant therapy in pancreatic cancer: a systematic review and meta-analysis of response and resection percentages. PLoS Med, 2010, 7 (4): e1000267.

[2] ROLAND CL, YANG AD, KATZ MH, et al. Neoadjuvant therapy is associated with a reduced lymph node ratio in patients with potentially resectable pancreatic cancer. Ann Surg Oncol, 2015, 22 (4): 1168-1175.

[3] MOLLBERG N, RAHBARI NN, KOCH M, et al. Arterial resection during pancreatectomy for pancreatic cancer: a systematic review and meta-analysis. Ann Surg, 2011, 254 (6): 882-893.

[4] SCODAN RL, MORNEX F, GIRARD N, et al. Preoperative chemoradiation in potentially resectable pancreatic adenocarcinoma: feasibility, treatment effect evaluation and prognostic factors, analysis of the SFRO-FFCD 9704 trial and literature review. Ann Oncol, 2009, 20 (8): 1387-1396.

[5] DB E, GR V, CH C, et al. Preoperative gemcitabine-based chemoradiation for patients with resectable adenocarcinoma of the pancreatic head. J Clin Oncol, 2008, 26 (26): 3496-3502.

[6] VARADHACHARY GR, WOLFF RA, CRANE CH, et al. Preoperative gemcitabine and cisplatin followed by gemcitabine-based chemoradiation for resectable adenocarcinoma of the pancreatic head. J Clin Oncol, 2008, 26 (26): 3487-3495.

[7] VERSTEIJNE E, VAN EIJCK CH, PUNT CJ, et al. Preoperative chemoradiotherapy versus immediate surgery for resectable and borderline resectable pancreatic cancer: results of the Dutch Randomized Phase Ⅲ PREOPANC Trial. J Clin Oncol, 2020, PMID: 32105518.

[8] TSAI S, CHRISTIANS KK, GEORGE B, et al. A phase Ⅱ clinical trial of molecular profiled neoadjuvant therapy for localized pancreatic ductal adenocarcinoma. Ann Surg, 2018. 268 (4): 610-619.

3.2.1 附录

附录 5 新辅助治疗方案（可切除或临界可切除）

FOLFIRINOX 方案[1]

奥沙利铂 85mg/m² 静脉输注 2h，d1

伊立替康 180mg/m² 静脉输注大于 30~90min，d1

LV 400mg/m² 静脉输注 2h，d1

5-FU 400mg/m² 静冲，d1，然后 2 400mg/m²，持续静脉输注 46h

每 2 周重复

可调整 FOLFIRINOX 方案[2]

奥沙利铂 68mg/m² 静脉输注 2h，d1

伊立替康 135mg/m² 静脉输注大于 30~90min，d1

LV 400mg/m² 静脉输注 2h，d1

5-FU 2 400mg/m² 持续静脉输注 46h

每 2 周重复

GEM + 白蛋白结合型紫杉醇方案[3]

白蛋白结合型紫杉醇 125mg/m² 静脉输注，d1、8、15

GEM 1 000mg/m² 静脉输注大于 30min，d1、8、15

每 4 周重复 1 次

可调整 GEM + 白蛋白结合型紫杉醇方案

白蛋白结合型紫杉醇 125mg/m² 静脉输注，d1、8

GEM 1 000mg/m² 静脉输注大于 30min，d1、8

每 3 周重复 1 次

GEM 联合替吉奥方案[4-5]

GEM 1 000mg/m² 静脉输注超过 30min，d1、8

替吉奥 60~100mg/d 口服，每日 2 次，d1~14

每 3 周重复

可调整 GEM 联合替吉奥方案

GEM 1 000mg/m² 静脉输注超过 30min，d1、8

替吉奥 40~60mg/d 口服，每日 2 次，d1~14

每 3 周重复

GEM 为基础的新辅助放化疗方案[6]

GEM 1 000mg/m^2 静脉输注超过 30min，d1、8、15，每 4 周重复

或 GEM 1 000mg/m^2 静脉输注超过 30min，d1、8，每 3 周重复

放疗：2.4Gy/Fx15 次，总量 36Gy

FOLFIRINOX+ 放疗方案[7]

奥沙利铂 85mg/m^2 静脉输注 2h，d1

伊立替康 180mg/m^2 静脉输注大于 30~90min，d1

LV 400mg/m^2 静脉输注 2h，d1

5-FU 400mg/m^2 静冲 d1，然后 2 400mg/m^2，持续静脉输注 46h

每 2 周重复

短程放化疗：5Gy/Fx5 次，总量 25Gy + 卡培他滨 825mg/m^2 每日 2 次，d1~5，持续 2 周

或长程放化疗：总量 2.08Gy/Fx28 次，总量 50.4Gy + 卡培他滨 825mg/m^2 或 5-FU

225mg/m^2/d）持续静脉输注，d1~5

可调整 FOLFIRINOX + 放疗方案

奥沙利铂 85mg/m² 静脉输注 2h, d1

伊立替康 135mg/m² 静脉输注大于 30~90min, d1

LV 400mg/m² 静脉输注 2h, d1

5-FU 2 400mg/m² 持续静脉输注 46h

每 2 周重复

短程放化疗: 5Gy/Fx5 次, 总量 25Gy

或长程放化疗: 总量 2.08Gy/Fx28 次, 总量 50.4Gy + 卡培他滨 825mg/m² 或 5-FU 225mg/m²/d) 持续静脉输注, d1~5

PEXG 方案[8]

顺铂 30mg/m² 静脉输注, d1、15

表阿霉素 30mg/m² 静脉输注, d1、15

吉西他滨 800mg/m² 静脉输注, d1、15

卡培他滨 1 250mg/m² 口服, d1~28

每 4 周重复

参考文献

［1］THEODOROS MICHELAKOS, ILARIA PERGOLINI, CARLOS FERNA′NDEZ-DEL CAS-TILLO, et al. Predictors of resectability and survival in patients with borderline and locally advanced pancreatic cancer who underwent neoadjuvant treatment with FOLFIRINOX. Ann Surg, 2017.

［2］BAI X, SU R, MA T, et al. . Modified FOLFIRINOX for advanced pancreatic cancer: a tertiary center experience from China. Zhonghua Wai Ke Za Zhi, 2016, 54 (4): 270-275.

［3］OKADA Kl, SHIMOKAWA T, HIRONO, et al. Effect of neoadjuvant nab-paclitaxel plus gemcitabine therapy on overall survival in patients with borderline resectable pancreatic cancer: A prospective multicenter phase Ⅱtrial (NAC-GA Trial) . Oncology, 2017, 93 (5): 343-346.

［4］TOSHIHIKO MASUI, RYUICHIRO DOI, YOSHIYA KAWAGUCHI, et al. Concurrent gemcitabine+S-1 neoadjuvant chemotherapy contributes to the improved survival of patients with small borderline-resectable pancreatic cancer tumors. Surg Today, 2016, 46 (11): 1282-1289.

［5］MOTOI F, SATOI S, HONDA G, et al. Randomized phase Ⅱ/ Ⅲ trial of neoadjuvant chemotherapy with gemcitabine and S-1 versus upfront surgery for resectable pancreatic cancer (Prep-02/ JSAP05) . Jpn J Clin Oncol, 2019, 49 (2): 190-194.

[6] VERSTEIJNE E, VAN EIJCK CH, PUNT CJ, et al. Preoperative chemoradiotherapy versus immediate surgery for resectable and borderline resectable pancreatic cancer: results of the Dutch Randomized Phase Ⅲ PREOPANC Trial. J Clin Oncol, 2020, PMID: 32105518.

[7] MURPHY JE1, WO JY2, RYAN DP1, et al. Total neoadjuvant therapy with FOLFIRINOX followed by individualized chemoradiotherapy for borderline resectable pancreatic adenocarcinoma: A phase 2 clinical trial. JAMA Oncology, 2018, 4: 963-969.

[8] MICHELE RENI, GIANPAOLO BALZANO, SILVIA ZANON, et al. Safety and efficacy of preoperative or postoperative chemotherapy for resectable pancreatic adenocarcinoma (PACT-15): A randomised, open-label, phase 2-3 trial. Lancet Gastroenterol Hepatol, 2018, 3 (6): 413-423.

3.3 局部进展期胰腺癌治疗原则 [a]

临床问题	I级专家推荐	II级专家推荐	III级专家推荐
体能状态良好	1. 穿刺活检明确病理 2. 参加临床试验 [b] 3. 最佳支持治疗 [c] 4. 晚期姑息化疗 [d] 5. 如存在黄疸，介入治疗解除黄疸	1. 转化化疗 [e] 2. 同步放化疗或序贯放化疗 [f] 3. 介入治疗 [g] 4. 中医中药治疗 [h]	1. 外科手术治疗 [i] 2. 诱导治疗控制后，不可逆电穿孔消融治疗 [j] 3. 化疗联合电场疗法 [k] 4. 减症放疗 [l]
体能状态较差	1. 穿刺活检明确病理 2. 如存在黄疸，介入治疗解除黄疸 3. 最佳支持治疗	1. 参加临床试验 2. 晚期姑息化疗 3. 减症放疗 [k] 4. 中医中药治疗 [h]	1. 介入治疗 [g]

【注释】

a. 局部进展期胰腺癌定义：①肿瘤无远处转移；②肿瘤侵犯肠系膜上动脉超过周径的 180°；③肿

瘤侵犯腹腔干超过周径的 180°；④肿瘤侵犯肠系膜上动脉空肠分支。

b. 局部晚期胰腺癌预后差，且缺乏客观、有效率高的治疗方案，因此建议参加临床试验。

c. 最佳支持治疗应贯穿胰腺癌治疗的整个过程中（见 5.1 最佳支持治疗）。

d. 晚期姑息化疗详见转移性胰腺癌治疗原则。

e. 对于局部晚期胰腺癌患者，转化治疗后出现以下情况：①肿瘤缩小达到 PR 或 SD（缩小）；② CA19-9 水平下降 50% 和临床改善（即体能评分、疼痛、体重 / 营养状态的改善）；③ PET-CT 代谢值下降 30% 以上，经 MDT 讨论可手术者，应考虑手术切除。转化化疗方案详见附录 5 新辅助化疗方案。

f. 对于全身状况良好的局部晚期胰腺癌，采用常规剂量放疗同步化疗[1]或序贯放化疗[2, 3]可缓解症状和改善患者生存期[4]。高剂量放疗较常规剂量放疗可提高局部控制率，可延长患者总生存时间[5]。高剂量少分次放疗采用 IMRT 或 SBRT 推荐仅照射原发肿瘤和转移淋巴结，不包括高危淋巴结引流区，见附录 6。

g. 介入治疗详见临界可切除胰腺癌治疗原则。

h. 中医药见附录 8。

i. 对于转化治疗有效且体能状态良好的患者，可参照 3.2 临界可切除胰腺癌治疗原则。对于转化治疗后，仍不能切除或体能状态较差的患者，转入晚期姑息治疗。

j. 诱导治疗 4~6 个周期，疾病控制后，可行不可逆电穿孔消融治疗（见附录 7）。

k. Ⅱ期临床研究显示，电场疗法联合白蛋白结合型紫杉醇和吉西他滨可显著延长局部晚期或转移性胰腺癌的 PFS（12.7 月）和 OS（尚未达到），目前Ⅲ临床研究 PANOVA-3 正在进行中（见附录 7）[6]。

1. 对于不耐受放化疗的局部晚期胰腺癌患者，推荐可通过照射原发灶或转移灶，实施缓解梗阻、压迫或疼痛为目的的减症治疗，以提高患者生存质量。

参考文献

［1］ IKEDA M, IOKA T, ITO Y, et al. A multicenter phase Ⅱ trial of S-1 with concurrent radiation therapy for locally advanced pancreatic cancer. Int J Radiat Oncol Biol Phys, 2013, 85 (1): 163-169.

［2］ KRISHNAN S, CHADHA AS, SUH Y, et al. Focal radiation therapy dose escalation improves overall survival in locally advanced pancreatic cancer patients receiving induction chemotherapy and consolidative chemoradiation. Int J Radiat Oncol, 2016, 94 (4): 755-765.

［3］ HAMMEL P, HUGUET F, VAN LAETHEM JL, et al. Effect of chemoradiotherapy vs chemotherapy on survival in patients with locally advanced pancreatic cancer controlled after 4 months of gemcitabine with or without erlotinib: The LAP07 Randomized Clinical Trial. JAMA, 2016, 315 (17): 1844-1853.

［4］ SR PJL, YANG F, CARDENES H, et al. Gemcitabine alone versus gemcitabine plus radiotherapy in patients with locally advanced pancreatic cancer: An eastern cooperative oncology group trial. J Clin

Oncol, 2011, 29 (31): 4105-4112.

[5] DE GEUS SWL, ESKANDER MF, KASUMOVA GG, et al. Stereotactic body radiotherapy for unresected pancreatic cancer: A nationwide review. Cancer, 2017, 123: 4158-4167.

[6] Fernando Rivera, Manuel Benavides, Javier Gallego, et al. Tumor Treating Fields in Combination With Gemcitabine or Gemcitabine Plus Nab-Paclitaxel in Pancreatic Cancer: Results of the PANOVA Phase 2 Study. Pancreatology, 2019, 19 (1): 64-72.

3.3.1　附录

附录 6　同步放化疗或序贯放化疗方案

（1）同步放化疗中常规放疗总量为 50~54Gy，每次剂量为 1.8~2.0Gy[1]。高剂量少分次放疗采用 IMRT 或 SBRT 尚无统一剂量模式标准，目前剂量模式根据设备技术可选范围为 4~70Gy/5~30f[2-11]。

（2）化疗方案单药可采用 GEM 或氟尿嘧啶类（5-FU 持续静脉滴注，或卡培他滨，或替吉奥），多药联合可采用 GEM 或氟尿嘧啶类为基础的方案[12, 13]。

（3）术中放疗（IORT）通常在剖腹探查术中发现肿瘤无法切除或术中肿瘤切缘较近或切缘阳性时采用[9]。剖腹探查时，术中无法彻底切除或无法手术切除者，有术中照射设备的单位建议术中电子线照射放疗 15~20Gy，术后（1 个月内）补充外照射（EBRT）30Gy/10f 或 40Gy/20f。

参考文献

[1] HUGUET F, GOODMAN KA, AZRIA D, et al. Radiotherapy technical considerations in the manage-ment of locally advanced pancreatic cancer: American-French consensus recommendations [J]. Int J Radiat Oncol Biol Phys, 2012, 83 (5): 1355-1364.

[2] WANG J, XIA T, WANG Y, et al. Long-term results of gamma ray-based stereotactic body radiation therapy in treatment of medically unfit or inoperable nonmetastatic pancreatic adenocarcinoma [J]. Int J Radiat Oncol Biol Phys, 2012, 84 (3): S815-816.

[3] 常冬妹，夏廷毅，李平，等 . γ 刀治疗局限期胰腺癌临床结果分析 . 中华放射肿瘤学杂志 , 2009, 18 (6): 470-473.

[4] REN G, XIA T, DI Y, et al. Hypofractionated and simultaneous integrated boost radiation ther-apy for locally advanced pancreatic cancer with helical tomotherapy. Int J Radiat Oncol Biol Phys, 2015, 93 (3): E149-150.

[5] XIA T, CHANG D, WANG Y, et al. Dose escalation to target volumes of helical tomotherapy for pan-creatic cancer in the phase 1-2 clinical trial. Int J Radiat Oncol Biol Phys, 2013, 87 (2): S303

［6］ CRANE CH. Hypofractionated ablative radiotherapy for locally advanced pancreatic cancer. J Radiat Res, 2016, 57 Suppl 1: i53-57.

［7］ HERMAN JM, CHANG DT, GOODMAN KA, et al. Phase 2 multi-institutional trial evaluating gemcitabine and stereotactic body radiotherapy for patients with locally advanced unresectable pancreatic adenocarcinoma. Cancer, 2015, 121 (7): 1128-1137.

［8］ KRISHNAN S, CHADHA AS, SUH Y, et al. Focal radiation therapy dose escalation improves overall survival in locally advanced pancreatic cancer patients receiving induction chemotherapy and consolidative chemoradiation. Int J Radiat Oncol Biol Phys, 2016, 94 (4): 755-765.

［9］ JINGU K, TANABE T, NEMOTO K, et al. Intraoperative radiotherapy for pancreatic cancer: 30-year experience in a single institution in Japan. Int J Radiat Oncol Biol Phys, 2012, 83 (4): e507-511.

［10］ ZIMMERMANN FB, JEREMIC B, LERSCH C, et al. Dose escalation of concurrent hypofractionated radiotherapy and continuous infusion 5-FU-chemotherapy in advanced adenocarcinoma of the pancreas. Hepatogastroenterology, 2005, 52 (61): 246-250.

［11］ DE GEUS SWL, ESKANDER MF, KASUMOVA GG, et al. Stereotactic body radiotherapy for unresected pancreatic cancer: A nationwide review. Cancer, 2017, 123: 4158-4167.

［12］ IKEDA M, IOKA T, ITO Y, et al. A multicenter phase Ⅱ trial of S-1 with concurrent radiation therapy for locally advanced pancreatic cancer. Int J Radiat Oncol Biol Phys, 2013, 85 (1): 163-169.

［13］ HAMMEL P, HUGUET F, VAN LAETHEM JL, et al. Effect of chemoradiotherapy vs chemotherapy on survival in patients with locally advanced pancreatic cancer controlled after 4 months of gemcitabine with or without erlotinib: The LAP07 randomized clinical trial. JAMA, 2016, 315 (17): 1844-1853.

附录 7　不可逆电穿孔和电场疗法

不可逆电穿孔（纳米刀）治疗是一种全新的肿瘤消融技术，它通过释放高压脉冲在肿瘤细胞上形成纳米级永久性穿孔，破坏细胞内平衡，使细胞快速凋亡，特点：①消融具有选择性：只破坏肿瘤细胞，不伤及血管壁、神经、气管和支气管、胆管、肠管、输尿管，消融区界限清楚；②消融不产生热量，不受邻近的大血管血流所影响；③导致细胞凋亡；④激发抗肿瘤免疫反应；⑤治疗时间极短；⑥消融过程可在超声、CT 或 MRI 上清楚显示。2012 年 FDA 批准用于肿瘤消融治疗，2015 年 6 月 CFDA 批准用于临床，适用于肝肿瘤和胰腺肿瘤的消融，主要适用于局部晚期胰腺癌[1, 2]。对于局部晚期胰腺癌或经新辅助化疗后仍不能切除的临界可切除胰腺癌患者，经过 4~6 个周期诱导化疗（吉西他滨为基础的单药或联合化疗方案、或 FOLFIRINOX 方案）仍稳定的患者，可使用不可逆电穿孔消融治疗。

电场疗法是一种通过便携式、无创的医疗器械实施的疗法，其原理是通过低强度、中频（200kHz）交流电场，作用于增殖癌细胞的微管蛋白，干扰肿瘤细胞有丝分裂，使受影响的癌细胞凋亡并抑制肿瘤生长，已经成为继手术、放疗、药物治疗之后的全新肿瘤治疗手段。近期一项 II 期临床研究显示，电场疗法联合吉西他滨或者联合白蛋白结合型紫杉醇和吉西他滨可显著延长局部晚期或转移性胰腺癌的 PFS 和 OS，目前Ⅲ期临床正在进行中。

参考文献

［1］ MARTIN RN, MCFARLAND K, ELLIS S, et al. Irreversible electroporation in locally advanced pancreatic cancer: potential improved overall survival. Ann Surg Oncol, 2013, 20 Suppl 3: S443-449.

［2］ MARTIN RN, KWON D, CHALIKONDA S, et al. Treatment of 200 locally advanced (stage Ⅲ) pancreatic adenocarcinoma patients with irreversible electroporation: safety and efficacy. Ann Surg, 2015, 262 (3): 486-494, 492-494.

附录 8　中医中药治疗

中医中药治疗可贯穿胰腺癌诊疗整个过程中，是胰腺癌综合治疗的方法之一，与西医药相比，并非着眼于直接杀灭癌细胞，而是注重于"扶正"调理。中医药有助于增强机体免疫功能，与放、化疗联合提高协同抗癌能力，降低放、化疗的毒性，改善临床症状，提高患者生活质量，并有可能延长生存期，可以作为胰腺癌的重要辅助治疗手段；对于失去手术机会或无法放、化疗的患者，中医药可以作为主要手段发挥扶正抗癌作用。

近期在美国开展的一项 II 期临床研究显示，康莱特联合吉西他滨较吉西他滨单药可显著延长胰腺癌患者 PFS 和 OS（2B 类证据）[1]。另外，华蟾素、消癌平等对于胰腺癌有一定控制进展、减轻患者症状和改善生活质量的作用，可以酌情选择使用，但是这些药物治疗胰腺癌循证医学证据不多，尚缺乏高级别的证据加以支持，需要临床上进一步观察和研究，从而为中医药规范治疗胰腺癌提供客观依据。

参考文献

［1］ SCHWARTZBERG LS, ARENA FP, BIENVENU BJ, et al. A randomized, open-label, safety and exploratory efficacy study of kanglaite injection (KLTi) plus gemcitabine versus gemcitabine in patients with advanced pancreatic cancer. J Cancer, 2017, 8 (10): 1872-1883.

3.4 转移性胰腺癌治疗原则 [a]

临床问题	I 级专家推荐	II 级专家推荐	III 级专家推荐
体能状态良好	1. 穿刺活检明确病理 2. 梗阻性黄疸患者解除黄疸 3. 一线化疗 [b] 4. 二线化疗 [c] 5. 最佳支持治疗 [b]	1. 参加临床试验 [b] 2. 多线化疗 [d] 3. 减症放疗 [f] 4. 维持治疗 [g]	1. 介入治疗 [e] 2. 中医中药治疗 3. 化疗联合电场疗法
体能状态较差	1. 穿刺活检明确病理 2. 梗阻性黄疸患者解除黄疸 3. 一线化疗 [b] 4. 最佳支持治疗 [c]	1. 减症放疗 [f] 2. 中医中药治疗 3. 二线化疗	

【注释】

a. 转移性胰腺癌治疗目的和原则：①对于转移性胰腺癌，以化学治疗为基础的综合治疗有利于减轻症状、延长生存期和提高生活质量；②对于寡转移胰腺癌，以化疗为基础，放疗对病灶选择性治疗的综合治疗更有利于减症、提高局部控制率和延长生存期。

b. 一线化疗方案应根据患者体能状态进行选择，对于体能状态良好的患者，可考虑联合方案，体能状态较差患者选择单药化疗或最佳支持治疗（详见附录 9 和 5.1 最佳支持治疗）。胰腺癌的总体治疗效果较差，本指南推荐开展多中心临床研究，以延长患者生存期和发现新的有效药物。

c. 对于一线化疗后体能状态仍能耐受化疗的患者，推荐二线化疗。

d. 二线化疗后，无循证医学证据表明多线化疗可延长生存，也无明确的有效药物，但对体能状态良好的患者，可将一线未使用药物用于后线治疗（详见附录 9）。

e. 对于伴有肝转移、肺转移等的患者，可在全身肿瘤控制良好的情况下，对转移灶和原发灶选择性地进行动脉栓塞化疗、射频消融等介入治疗。

f. 对于远处转移（转移灶数目及器官有限）的胰腺癌患者，可通过照射原发灶或转移灶，实施缓解梗阻、压迫或疼痛以及提高肿瘤局部控制为目的的放射治疗[1]。仅照射原发灶及引起症状的转移病灶，照射剂量根据病变大小、位置及耐受程度判定给予常规剂量或高剂量。

g. 近期多项临床研究提示一线化疗后使用维持治疗可使患者获益。根据 POLO 临床研究，对于存在 *BRCA1/2* 胚系突变的患者，在一线含铂类方案化疗后使用奥拉帕利维持治疗可显著延长 PFS（7.4 个月 vs. 3.8 个月，$P = 0.004$）[2]。一项国内开展的 II 期临床研究，在晚期胰腺癌中，白蛋白结合型紫杉醇联合替吉奥（NS 方案）一线治疗后替吉奥（S）维持治疗，PFS 为 6.2 个月，OS 为 13.6 个月[3]。另一项国外开展 II 期临床研究，白蛋白结合型紫杉醇联合吉西他滨（GN 方案）后吉西他滨（G）维持治疗，PFS 为 6.4 个月，OS 为 13.4 个月[4]。

参考文献

[1] ZIMMERMANN FB, JEREMIC B, LERSCH C, et al. Dose escalation of concurrent hypofractionated radiotherapy and continuous infusion 5-FU-chemotherapy in advanced adenocarcinoma of the pancreas [J]. Hepatogastroenterology, 2005, 52 (61): 246-250.

[2] GOLAN T, HAMMEL P, RENI M, et al. Maintenance olaparib for germline BRCA-mutated metastatic pancreatic cancer. N Engl J Med, 2019, 381 (4): 317-327.

[3] WEN ZHANG, CHUNXIA DU, YONGKUN SUN, et al. Nab-paclitaxel plus S-1 as first-line followed by S-1 maintenance for advanced pancreatic adenocarcinoma: A single-arm phase II trial. Cancer Chemother Pharmacol, 2018, 82 (4): 655-660.

[4] ROBERTO PETRIOLI, PAMELA TORRE, GUIDO PESOLA, et al. Gemcitabine plus nab-paclitaxel followed by maintenance treatment with gemcitabine alone as first-line treatment for older adults with locally advanced or metastatic pancreatic cancer. Journal of Geriatric Oncology, 2019 Aug 27 [Online ahead of print].

3.4.1 转移性胰腺癌一线治疗

分层	I 级专家推荐	II 级专家推荐	III 级专家推荐
体能状态良好	1. GEM（1A 类证据） 2. 替吉奥单药（1A 类证据） 3. GEM+ 白蛋白结合型紫杉醇（1A 类证据） 4. FOLFIRINOX 方案（1A 类证据） 5. 含铂类的方案（存在 *BRCA1/2* 胚系突变），对于治疗 ≥ 16 周后仍无疾病进展的患者，考虑奥拉帕利维持治疗（1A 类证据）	1. GEM 联合替吉奥方案（1B 类证据） 2. GEM 联合尼妥珠单抗（2A 类证据） 3. 参加临床研究	1. GEM 联合厄洛替尼方案（1A 类证据） 2. GEM 联合 CAP 方案（1B 类证据） 3. 其他方案: GEM+顺铂; 固定剂量率 GEM、多西他赛、卡培他滨; 氟尿嘧啶类 + 奥沙利铂
体能状态较差	1. GEM（1A 类证据） 2. 替吉奥单药（1A 类证据） 3. 最佳支持治疗 4. 参加临床研究		

3.4.2 转移性胰腺癌二线治疗

分层	Ⅰ级专家推荐	Ⅱ级专家推荐	Ⅲ级专家推荐
体能状态良好	1. 纳米脂质体伊立替康 +5-FU/LV（1A 类证据） 2. 一线使用吉西他滨为基础的方案，二线建议以 5-FU 为基础的方案 3. 一线使用 5-FU 类为基础的方案，二线建议使用吉西他滨为基础的方案 4. 对于术后发生远处转移者，若距离辅助治疗结束时间 >6 个月，除选择原方案全身化疗外，也可选择替代性化疗方案 5. 参加临床研究	1. 将一线未使用方案用于二线治疗	
体能状态较差	1. GEM 单药 2. 氟尿嘧啶类为基础的单药化疗 3. 最佳支持治疗		

3.4.3 附录

附录 9 一线化疗方案

GEM+ 白蛋白结合型紫杉醇方案 [a]
白蛋白结合型紫杉醇 125mg/m² 静脉输注, d1、8、15
GEM 1 000mg/m² 静脉输注大于 30min, d1、8、15
每 4 周重复 1 次

可调整 GEM+ 白蛋白结合型紫杉醇方案
白蛋白结合型紫杉醇 125mg/m² 静脉输注, d1、8
GEM 1 000mg/m² 静脉输注大于 30min, d1、8
每 3 周重复 1 次

FOLFIRINOX 方案 [b]
奥沙利铂 85mg/m² 静脉输注 2h, d1
伊立替康 180mg/m² 静脉输注大于 30~90min, d1
LV 400mg/m² 静脉输注 2h, d1
5-FU 400mg/m² 静冲 d1, 然后 2 400mg/m², 持续静脉输注 46h
每 2 周重复

GEM 联合替吉奥方案 [c]

GEM 1 000mg/m^2 静脉输注超过 30min，d1、8
替吉奥 60~100mg/d 口服，每日 2 次，d1~14
每 3 周重复

可调整 GEM 联合替吉奥方案

GEM 1 000mg/m^2 静脉输注超过 30min，d1、8
替吉奥 40~60mg/d 口服，每日 2 次，d1~14
每 3 周重复

GEM 联合厄洛替尼方案 [d]

GEM 1 000mg/m^2 静脉输注超过 30min d1 qw × 7，休 1 周，此后 qw × 3，休 1 周
厄洛替尼 100 或 150mg/d 口服每日

可调整 GEM 联合厄洛替尼方案

GEM 1 000mg/m^2，静脉输注超过 30min d1、8，每三周重复
厄洛替尼 100mg/d 口服每日

GEM 联合尼妥珠单抗方案 [e]

GEM 1 000mg/m² 静脉输注超过 30min, d1、8、15, 每 4 周重复

尼妥珠单抗 400mg 静脉输注 30min, qw

可调整 GEM 联合尼妥珠单抗方案

GEM 1 000mg/m² 静脉输注超过 30min, d1、8, 每 3 周重复

尼妥珠单抗 400mg, 静脉输注 30min, qw

GEM 联合 CAP 方案 [f]

GEM1 000mg/m² 静脉输注超过 30min, d1、8、15

CAP1 660mg/ (m² · d) 口服, d1~21

每 4 周重复

可调整 GEM 联合 CAP 方案

GEM1 000mg/m² 静脉输注超过 30min, d1、8

CAP825~1 000mg/ (m² · d) 口服, 每日 2 次, d1~14

每 3 周重复

GEM 单药方案 g

GEM 1 000mg/m^2 静脉输注超过 30min，d1 qw × 7，休 1 周，此后 qw × 3，休 1 周

可调整 GEM 单药方案

GEM1 000mg/m^2 静脉输注超过 30min，d1、8，每 3 周重复

替吉奥单药方案 h

替吉奥 80mg/d 口服，d1~28，每 6 周重复

可调整替吉奥单药方案

替吉奥 40~60mg/d 口服，每日 2 次，d1~14，每 3 周重复

奥拉帕利维持治疗方案 i

奥拉帕利 300mg 口服，每日 2 次

（对于有 *BRCA1/2* 胚系突变，PS 评分好，一线含铂类方案治疗 ≥ 16 周疾病无进展的患者）

其他方案

1. GEM+ 顺铂（特别是对于可能存在 *BRCA1/2* 或者其他 DNA 修复基因突变的遗传性肿瘤患者）[7]
2. 固定剂量率 GEM、多西他赛、卡培他滨（GTX 方案）[8]
3. 氟尿嘧啶 + 奥沙利铂（例如 5-FU/LV/ 奥沙利铂[9] 或 CapeOx[10]）

【注释】

a. MPACT（Ⅲ期临床试验）[1]：861 例转移性胰腺癌患者，随机接受白蛋白结合型紫杉醇联合 GEM 或 GEM 单药治疗。结果显示，GEM+ 白蛋白结合型紫杉醇的 mOS 为 8.7 个月，GEM 单药为 6.6 个月（HR=0.72，95%CI 0.62~0.83，$P<0.001$），两组差异有统计学意义，在转移性胰腺癌初治患者中，GEM 联合白蛋白结合型紫杉醇的 mOS 较 GEM 单药明显延长，且耐受性良好。该研究人群为高加索人群，但在国内已广泛使用，故作为Ⅰ级推荐。

b. 奥沙利铂 + 伊立替康 +5-FU/ 亚叶酸钙联合方案（FOLFIRINOX）[2]：324 例 PS 0~1 转移性胰腺癌患者，随机采用 FOLFIRINOX 或 GEM 方案，比较并评估其疗效。FOLFIRINOX 的 mOS 为 11.1 个月，GEM 组为 6.8 个月（$P<0.001$）。与 GEM 治疗相比，FOLFIRINOX 方案的毒性反应发生率较高，是体力状况良好的转移性胰腺癌患者的治疗选择之一。该研究人群为高加索人群，但在国内已广泛使用，故作为Ⅰ级推荐。

c. GEM+ 替吉奥[3]：随机对照Ⅲ期临床研究 GEST 试验，结果：与 GEM 单药相比，GS 方案在总生存期方面并无优势，GS 组的 mOS 为 10.1 个月，GEM 组为 8.8 个月，但在 PFS 和 RR 率方面存在优势。此研究在亚洲人群开展，但鉴于此研究并无生存期方面获益，故作为Ⅱ级推荐。

d. GEM+ 厄洛替尼[4]：569 例晚期或转移性胰腺癌患者，随机分组接受厄洛替尼联合 GEM 或 GEM 单药治疗。结果：与 GEM 单药治疗组相比，厄洛替尼联合 GEM 组在 mOS（HR=0.82，

P=0.038）和 mPFS（HR=0.77，P=0.004）方面均显示出有统计学意义的改善。厄洛替尼联合 GEM 组的 mOS 为 6.24 个月，1 年生存率为 23%，而 GEM 单药治疗组分别为 5.91 个月和17%。该研究人群为高加索人群，且实际获益有限，故作为Ⅲ级推荐。

e. GEM+ 尼妥珠单抗[4]：随机对照Ⅱ期临床研究，结果：与 GEM 单药相比，GEM 联合尼妥珠单抗组的 mOS 延长，分别为 8.7 个月和 6.0 个月（P=0.21），mPFS 分别为 5.4 个月和 3.7 个月（P=0.06）。对于 ≥ 62 岁的患者（占入组患者的 60%），GEM 联合尼妥珠单抗较 GEM 单药治疗获益明显，mOS 分别为 8.8 个月和 5.2 个月（P=0.034），mPFS 分别为 5.5 个月和 3.2 个月（P=0.009 6）。亚组分析显示，在 KRAS 野生型患者对比 KRAS 突变型患者 mOS 改善更显著，分别为 11.6 个月和 5.6 个月。基于此，目前正在国内进行 "尼妥珠单抗联合吉西他滨对比安慰剂联合吉西他滨治疗 K-RAS 野生型局部晚期或转移性胰腺癌的前瞻性、随机对照、双盲、多中心的注册临床研究"。因此本指南推荐对于 KRAS 野生型的胰腺癌患者，可推荐使用 GEM+尼妥珠单抗。此研究为Ⅱ期临床研究，但获益明确，且胰腺癌中靶向治疗选择较少，故作为Ⅱ级推荐。

f. GEM+CAP[5]：533 例晚期胰腺癌患者随机分为 GEM 单药组和 GEM 联合 CAP 组。GEM+CAP 显著提高了 ORR（19.1% vs. 12.4%，P=0.034）和 PFS（HR=0.78，P=0.004），OS 也有延长趋势。此为Ⅲ期临床研究，但最终结果为阴性，且研究人群为高加索人群，故作为Ⅲ级推荐。

g. GEM 单药[6]：GEM 对比 5-FU 治疗无法切除的晚期胰腺癌患者的Ⅲ期临床研究。结果：GEM

组与 5-FU 组相比，mOS 显著延长，分别为 5.65 个月和 4.41 个月（P=0.002 5），症状缓解也有显著改善。此方案已在亚洲人群广泛使用，故作为 I 级推荐。

h. 替吉奥单药[3]：随机对照 III 期临床研究 GEST 试验，结果：S-1 单药对比 GEM 单药的总生存风险比为 HR=0.96（97.5%CI 0.78~1.18），S-1 单药用于局部晚期或转移性胰腺癌患者的总生存期不劣于 GEM 单药治疗。此研究人群为亚洲人群，且达到研究终点，故作为 I 级推荐。

i. 奥拉帕利维持[12]：POLO 临床研究中，对于存在 *BRCA1/2* 胚系突变的患者，在一线含铂类方案化疗 16 周和以上患者，如仍维持病情稳定，使用奥拉帕尼维持治疗可显著延长 PFS（7.4 个月 vs. 3.8 个月，P = 0.004）。此研究含有亚洲人群，且达到研究终点，故作为 I 级推荐。

参考文献

[1] VON HOFF DD, ERVIN T, ARENA FP, et al. Increased survival in pancreatic cancer with nab-paclitaxel plus gemcitabine. N Engl J Med, 2013, 369 (18): 1691-1703.

[2] CONROY T, DESSEIGNE F, YCHOU M, et al. FOLFIRINOX versus gemcitabine for metastatic pancreatic cancer. N Engl J Med, 2011, 364 (19): 1817-1825.

[3] UENO H, IOKA T, IKEDA M, et al. Randomized phase III study of gemcitabine plus S-1, S-1 alone, or gemcitabine alone in patients with locally advanced and metastatic pancreatic cancer in Japan and Taiwan: GEST study. J Clin Oncol, 2013, 31 (13): 1640-1648.

[4] Moore MJ, Goldstein D, Hamm J, et al. Erlotinib plus gemcitabine compared with gemcitabine alone in patients with advanced pancreatic cancer: a phase III trial of the National Cancer Institute of Canada Clinical Trials Group. J Clin Oncol, 2007, 25 (15): 1960-1966.

[5] STRUMBERG D, SCHULTHEIS B, EBERT MP, et al. Phase II, randomized, double-blind placebo-controlled trial of nimotuzumab plus gemcitabine compared with gemcitabine alone in patients (pts) with advanced pancreatic cancer (PC). ASCO Annual Meeting, Abstract No: 4009, 2013.

[6] CUNNINGHAM D, CHAU I, STOCKEN DD, et al. Phase Ⅲ randomized comparison of gemcitabine versus gemcitabine plus capecitabine in patients with advanced pancreatic cancer. J Clin Oncol, 2009, 27 (33): 5513-5518.

[7] BURRIS HR, MOORE MJ, ANDERSEN J, et al. Improvements in survival and clinical benefit with gemcitabine as first-line therapy for patients with advanced pancreas cancer: a randomized trial. J Clin Oncol, 1997, 15 (6): 2403-2413.

[8] U. S. National Library of Medicine-Key MEDLINE® Indicators. Available at: http/ / www. nlm. nih. gov/ bsd/ bsd_key. html. Accessed July 24, 2014.

[9] ANDERSON MA, ZOLOTAREVSKY E, COOPER KL, et al. Alcohol and tobacco lower the age of presentation in sporadic pancreatic cancer in a dose-dependent manner: a multicenter study. Am J Gastroenterol, 2012, 107. 1730 1739.

[10] BOSETTI C, LUCENTEFORTE E, SILVERMAN DT, et al. Cigarette smoking and pancreatic cancer: an analysis from the International Pancreatic Cancer Case-Control Consortium (Panc4) . Ann Oncol, 2012, 23: 1880-1888.

[11] HASSAN MM, BONDY ML, WOLFF RA, et al. Risk factors for pancreatic cancer: case-control study. Am J Gastroenterol, 2007, 102: 2696-2707.

[12] GOLAN T, HAMMEL P, RENI M, et al. Maintenance olaparib for germline BRCA-mutated metastatic pancreatic cancer. N Engl J Med, 2019, 381 (4) : 317-327.

胰腺癌治疗原则

附录 10 二线化疗方案

纳米脂质体伊立替康 +5-FU/LV 方案 [a]

纳米脂质体伊立替康 $80mg/m^2$，静脉注射大于 90min，d1

LV400mg/m^2 静脉输注大于 30min，d1

5-FU2 400mg/m^2，持续静脉输注 46h

每 2 周重复

【注释】

a. 纳米脂质体伊立替康 +5-FU/LV [1-2]：NAPOLI-1 研究为随机对照 Ⅲ 期临床研究。纳米脂质体伊立替康 +5-FU/LV 的 mOS 为 6.1 个月，5-FU/LV 为 4.2 个月（HR=0.67，P=0.012），两组差异有统计学意义。NAPOLI-1 研究共纳入亚洲患者 132 例（韩国和中国台湾），近期发布了亚洲患者的亚组分析，结果显示，纳米脂质体伊立替康 +5-FU/LV 的 mOS 为 8.9 个月，5-FU/LV 为 3.7 个月（HR = 0.51，P =0.025），故作为 Ⅰ 级推荐。

参考文献

［1］ WANG-GILLAM A，LI CP，BODOKY G，et al.Nanoliposomal irinotecan with fluorouracil and folinic acid in metastatic pancreatic cancer after previous gemcitabine-based therapy（NAPOLI-1）: a global, randomised, open-label, phase 3 trial.Lancet, 2016, 387（10018）: 545-557.

[2] Yung-Jue Bang, Chung-Pin Li, Kyung-Hun Lee, et al.Liposomal Irinotecan in Metastatic Pancreatic Adenocarcinoma in Asian Patients: Subgroup Analysis of the NAPOLI-1 Study.Cancer Sci, 2020, 111（2）: 513-527.

4 胰腺癌患者随访

目的	I级专家推荐	II级专家推荐	III级专家推荐
临床上怀疑胰腺癌，尚难与慢性胰腺炎、胰腺囊肿等疾病鉴别诊断患者随访	随访频率： 每2~3个月一次，直至诊断明确	较I级专家推荐更频密的随访频率	
	随访内容： 1. 体格检查 2. CA19-9、CEA、CA125等血肿瘤标志物 3. 胰腺增强CT或增强MRI	随访内容： 1. 胸腹部增强CT或增强MRI	随访内容： 1. PET-CT[a]
胰腺癌术后患者随访	随访频率： 1. 术后第1年，每3个月一次 2. 第2~3年，每3~6个月一次 3. 第3~5年，每6个月一次	较I级专家推荐更频密的随访频率	
	随访内容（无特指时即为每次） 1. 体格检查 2. 血常规、血生化、凝血功能等 3. CA19-9、CEA、CA125等血肿瘤标志物 3. 胸腹部增强CT或增强MRI 4. 骨ECT（每半年） 5. 头颅MRI增强（出现临床相关症状）	1. 曾经升高过的标志物 2. 胸部X线 3. 腹部盆腔B超检查	1. PET-CT

胰腺癌患者随访（续表）

目的	I 级专家推荐	II 级专家推荐	III 级专家推荐
晚期胰腺癌	随访频率（无特指时即为每次） 每 2~3 个月一次	较 I 级专家推荐更频密的随访频率	
	随访内容： 1. 体格检查 2. 血常规、血生化、凝血功能等 3. CA19-9、CEA、CA125 等血肿瘤标志物 3. 胸腹部增强 CT 或增强 MRI 4. 骨 ECT（每半年） 5. 头颅 MRI 增强（出现临床相关症状）	1. 曾经升高过的标志物 2. 胸部 X 线 3. 腹部盆腔 B 超检查	1. PET-CT

【注释】

a. PET-CT 仅推荐用于临床怀疑复发，但常规影像学阴性时，比如持续 CA19-9 升高；不推荐将 PET-CT 列为常规随访 / 监测手段。

5 其他

5.1 最佳支持治疗

最佳支持治疗应贯穿胰腺癌治疗的始终，尤以终末期患者为主，其目的是减轻临床症状和提高患者生活质量。终末期胰腺癌患者常见的症状可大致归为 4 类：①疼痛，包括肿瘤及其浸润转移引起的癌痛和器官累及引起的其他疼痛等；②肿瘤相关营养不良，包括厌食、腹胀、体重减轻及恶病质等；③肿瘤进展导致或各种治疗相关的并发症，包括胆道梗阻及其引起的黄疸、胃排空延迟、骨髓抑制、放化疗相关性呕吐等；④肿瘤相关性血栓等。

5.1.1 癌性疼痛

疼痛是胰腺癌最常见的症状之一，疼痛控制良好也是患者体能状况较好的标志之一。在排除外科急症后，要明确是否为癌痛。考虑癌痛者，根据 WHO 三阶梯镇痛的五大原则予以足量镇痛，同时需要重视如加巴喷丁、普瑞巴林、阿米替林和度洛西汀等辅助药物的使用，加强对阿片类药物毒副反应的预防和处理。胰腺癌患者中，难治性癌痛较常见，需要行多学科讨论，行腹腔神经丛阻滞或消融治疗或者局部放射治疗经常能取得良好效果。

其他

5.1.2 营养支持

营养状况在胰腺癌全程管理中至关重要，长期、密切、个体化的营养咨询和支持可以改善胰腺癌患者的营养不良、减少治疗并发症和延长生存期[1]，预后营养指数（prognostic nutritional index，PNI）也被证实可作为预测胰腺癌生存预后的有效指标[2, 3]。胰腺癌患者一经确诊，应尽早进行营养风险筛查和营养状况评定。2002 版营养风险筛查标准（nutritional risk screening，NRS-2002）可以作为住院患者营养风险的筛查工具。同时推荐使用主观综合营养评估法（subjective global assessment，SGA）或患者自评 - 主观综合营养评估法（patient-generated subjective global assessment，PG-SGA）进行营养评估[4]。

晚期胰腺癌患者中恶病质较常见，比例可高达 83%，是患者死亡的重要原因。晚期胰腺癌患者应进行恶病质的诊断与分期，恶病质评分（CAchexia SCOre，CASCO）或简化版的 CASCO（MiniCASCO、MCASCO）是肿瘤患者恶病质分期的常用工具。评分包括 5 个部分：①体重和瘦体重减轻；②炎症、代谢紊乱、免疫抑制；③体能状态；④厌食；⑤生活质量。根据评分结果分期如下：轻度恶病质（≤ 25）、中度恶病质（26 ≤ × ≤ 50）、重度恶病质（51 ≤ × ≤ 100）[5, 6]。在判定全身营养状况和患者胃肠道功能状况基础上制订营养治疗计划。生命体征平稳而自主进食障碍者，如患者有意愿时，应予营养治疗，其中存在胃肠道功能者，以肠内营养为主[7]。无胃肠道功能者，可选择胃肠外营养，一旦肠道功能恢复，或肠内营养治疗能满足患者能量及营养素需要量，即停止

其他

胃肠外营养治疗。营养治疗同时应监测 24 小时出入量、水肿或脱水、血电解质等。生命体征不稳和多脏器衰竭者原则上不考虑系统性的营养治疗。

糖皮质激素类药物和醋酸甲地孕酮能够增加食欲[8]。酌情选用能够逆转恶病质异常代谢的代谢调节剂，目前使用的药物包括鱼油不饱和脂肪酸（EPA）、二十二碳六烯酸（DHA）和非甾体类抗炎药沙利度胺等[9-11]。肿瘤营养支持详见中国临床肿瘤学会 (CSCO) 相关指南。

5.1.3 胰腺癌梗阻性黄疸处理方案

胰腺癌导致的恶性胆道梗阻（malignant biliary obstruction，MBO）往往是低位梗阻，常合并门静脉侵犯和局部动脉侵犯[12]。如计划手术治疗，不建议常规放置支架，但可考虑使用支架治疗胆管炎症状、发热或严重症状性黄疸（严重瘙痒），或手术因任何原因延误，包括新辅助治疗等。经皮经肝穿刺途经（PTCD）或内镜途经（ERCP）的引流或支架是解决胆道恶性梗阻的主要手段[13]，对高位梗阻首选 PTCD，伴有十二指肠腔狭窄，乳头侵犯一般也不采用 ERCP 途经。但严重凝血功能障碍和极不稳定的疾病状况（如心肌梗死、肝衰竭、急性脓毒败血症）是介入治疗的禁忌证。对大量腹水及高位相互分隔的多点梗阻患者，需谨慎行经皮肝穿刺途径（PTCD）。PTCD 常见并发症包括胆道出血、菌血症、血气胸、胆汁性腹膜炎等[14]，ERCP 常见并发症包括急性胰腺炎、胆系感染等[15]，PTCD 并发症显著低于 ERCP[16]。

其他

5.1.4 肿瘤相关性血栓处理方案

胰腺癌是发生静脉血栓栓塞［VTE，包括深静脉血栓形成（DVT）、肺栓塞和内脏静脉血栓（门静脉或肠系膜上静脉血栓）］风险最高的肿瘤之一。进展期胰腺癌发生 VTE 事件比例可高达 27%[17]，是猝死的主要原因之一。

所有胰腺癌患者均应进行 VTE 发生风险的评估并积极预防处理。对于无其他 VTE 危险因素的门诊胰腺癌患者不建议进行常规 VTE 预防，但对于具有较高风险的患者（如 Khorana 得分≥3），可考虑选择低分子量（LMW）肝素或直接口服抗凝药，例如利伐沙班，应使用预防剂量。由于需要基于国际标准化比率（INR）监测调整剂量，华法林通常不用于胰腺癌患者的预防性抗凝。对于需要住院的胰腺癌患者，大部分需要预防性抗凝治疗，可考虑选择 LMW 肝素或者磺达肝素[18]。患者一旦已经发生 VTE，标准方法是尽早开始抗凝治疗。LMW 肝素是优于华法林的首选治疗方法[18-19]。其他可以选择的药物也包括磺达肝素、普通肝素以及如利伐沙班等口服抗凝药。如果患者存在活动性出血和 / 或危及生命的大出血、严重的血小板功能障碍或遗传性出血性疾病、血小板计数 <20 000/ml、严重的凝血功能障碍或需要接受手术等抗凝剂使用禁忌证的，可考虑下腔静脉滤器植入术[20]。

5.1.5 其他

胰腺癌患者化疗过程中常出现骨髓抑制，目前化疗后骨髓抑制的分度采用的是世界卫生组织抗癌药物急性及亚急性毒性反应分度标准。①化疗相关贫血，可使用重组人促红细胞生成素（EPO），同时应该补充铁剂和维生素 B_{12}、叶酸等，必要时输注红细胞悬液；②化疗相关粒细胞减少，可使用重组人粒细胞集落刺激因子（rhG-CSF）或长效 rhG-CSF（聚乙二醇化 rhG-CSF），根据实际情况预防性或治疗性使用抗生素；③化疗相关血小板减少，对于血小板减少而言，护理与药物同等重要。患者需减少活动、防止受伤、必要时绝对卧床、注意通便和镇咳等。可使用重组人促血小板生成素（TPO）和 IL-11 升血小板，必要时输注单采血小板。

胰腺癌常累及胸腔和腹腔，引发胸腹腔积液。目前，限钠、利尿、局部穿刺抽液或引流以及腔内给药是治疗恶性胸腹腔积液的主要手段。一项国内开展的Ⅲ期临床研究显示，腔内注射重组人血管内皮抑制素和/或顺铂对于控制恶性胸腹腔积液具有良好的疗效，尤其对血性胸腹腔积液[21]。

胰腺癌患者常伴有免疫功能低下，可考虑使用免疫调节剂（如胸腺法新）[22]。胰腺癌患者常出现焦虑、睡眠障碍和抑郁等心理障碍，严重的可能导致自杀，需要引起重视。临床实践中，需要密切关注患者的精神心理状态，加强社会家庭支持系统，并获得社会工作者和精神心理医师的支持及心理疏导。在药物治疗上，包括充分的镇痛治疗、苯二氮䓬类抗焦虑药物及选择性 5-羟色胺/去甲肾上腺素重吸收抑制剂[23]。

参考文献

［1］ RAVASCO P, MONTEIRO-GRILLO I, CAMILO M. Individualized nutrition intervention is of major benefit to colorectal cancer patients: long-term follow-up of a randomized controlled trial of nutritional therapy [J]. Am J Clin Nutr, 2012, 96 (6): 1346-1353.

［2］ LIU J, JIANG S, YANG X, et al. The significant value of preoperative prognostic nutritional index for survival in pancreatic cancers: a meta-analysis [J]. Pancreas, 2018, 47 (7): 793-799.

［3］ LI S, TIAN G, CHEN Z, et al. Prognostic role of the prognostic nutritional index in pancreatic cancer: a meta-analysis [J]. Nutr Cancer, 2019, 71 (2): 207-213.

［4］ 中华医学会肠外肠内营养学分会. 肿瘤患者营养支持指南 [J]. 中华外科杂志, 2017, 11, 55 (11): 801-829.

［5］ JOSEP M. ARGILÉS, ANGELICA BETANCOURT, JOAN GUÀRDIA-OLMOS, et al. Validation of the CAchexia SCOre (CASCO). Staging cancer patients: the use of miniCASCO as a simplified tool [J]. Front Physiol, 2017, 17 (8): 92.

［6］ ARGILÉS JM, LÓPEZ-SORIANO FJ, TOLEDO M, et al. The cachexia score (CASCO): a new tool for staging cachectic cancer patients [J]. J Cachexia Sarcopenia Muscle, 2011, 2 (2): 87-93.

其他

[7] LUNDHOLM K, DANERYD P, BOSAEUS I, et al. Palliative nutritional intervention in addition to cyclooxygenase and erythropoietin treatment for patients with malignant disease: Effects on survival, metabolism, and function [J]. Cancer, 2004, 100 (9): 1967-1977.

[8] RUIZ-GARCIA V, JUAN O, PEREZ HS, et al. [Megestrol acetate: a systematic review usefulness about the weight gain in neoplastic patients with cachexia][J]. Med Clin (Barc) , 2002, 119 (5): 166-170.

[9] BABCOCK T, HELTON WS, ESPAT NJ. Eicosapentaenoic acid (EPA): an antiinflammatory omega-3 fat with potential clinical applications [J]. Nutrition, 2000, 16 (11-12): 1116-1118.

[10] FERRERI NR, MCGIFF JC, CARROLL MA, et al. Renal COX-2, cytokines and 20-HETE: tubular and vascular mechanisms [J]. Curr Pharm Des, 2004, 10 (6): 613-626.

[11] GORDON JN, TREBBLE TM, ELLIS RD, et al. Thalidomide in the treatment of cancer cachexia: a randomised placebo controlled trial [J]. Gut, 2005, 54 (4): 540-545.

[12] BROWN KT, COVEY AM. Management of malignant biliary obstruction. Tech Vasc Interv Radiol, 2008, 11 (1): 43-50.

[13] BORN P, ROSCH T, BRUHL K, et al. Long-term outcome in patients with advanced hilar bile duct tumors undergoing palliative endoscopic or percutaneous drainage. Z Gastroenterol, 2000, 38 (6): 483-489.

[14] KUMAR M. Percutaneous transhepatic biliary drainage in malignant biliary obstruction: complica-

tions and outcome. Ann Oncol, 2019, 30 Suppl 4: iv71-iv72.

[15] KIM GH, RYOO SK, PARK JK, et al. Risk factors for pancreatitis and cholecystitis after endoscopic biliary stenting in patients with malignant extrahepatic bile duct obstruction. Clin Endosc, 2019, 52 (6): 598-605.

[16] DORCARATTO D, HOGAN NM, MUÑOZ E, et al. Is percutaneous transhepatic biliary drainage better than endoscopic drainage in the management of jaundiced patients awaiting pancreaticoduodenectomy？ A systematic review and meta-analysis. J Vasc Interv Radiol, 2018, 29 (5): 676-687.

[17] KEY NS, KHORANA AA, KUDERER NM, et al. Venous thromboembolism prophylaxis and treatment in patients with cancer: ASCO clinical practice guideline update. J Clin Oncol, 2020, 38 (5): 496-520.

[18] LEE AY, LEVINE MN, BAKER RI, et al. Randomized comparison of low-molecular-weight heparin versus oral anticoagulant therapy for the prevention of recurrent venous thromboembolism in patients with cancer (CLOT) investigators. Low-molecular-weight heparin versus a coumarin for the prevention of recurrent venous thromboembolism in patients with cancer. N Engl J Med, 2003, 349 (2): 146-153.

[19] PELZER U, OPITZ B, DEUTSCHINOFF G, et al. Efficacy of prophylactic low-molecular weight heparin for ambulatory patients with advanced pancreatic cancer: Outcomes from the CONKO-004 Trial. J Clin Oncol, 2015, 33 (18): 2028-2034.

其他

[20] LYMAN GH, KHORANA AA, KUDERER NM, et al. American Society of Clinical Oncology Clinical Practice. Venous thromboembolism prophylaxis and treatment in patients with cancer: American Society of Clinical Oncology clinical practice guideline update. J Clin Oncol, 2013, 31 (17): 2189-2204.

[21] 秦叔逵,杨柳青,梁军,等。 腔内应用重组人血管内皮抑制素和/或顺铂治疗恶性胸腹腔积液的前瞻性、随机对照、全国多中心Ⅲ期临床研究。 临床肿瘤学杂志, 2017, 22 (3): 193-202.

[22] 叶建明,王春丽,黄莉,等. 胸腺法新联合吉西他滨治疗晚期胰腺癌疗效观察. 中国医学创新. 2011, 8 (28): 64-65.

[23] PARKER G, BROTCHIE H. Pancreatic cancer and depression: A narrative review. J Nerv Ment Dis, 2017, 205 (6): 487-490.

5.2 胰腺癌与 CA19-9

CA19-9 是一种黏蛋白型的糖类蛋白肿瘤标志物，为细胞膜上的糖脂质，分子量大于 1 000kD。是迄今报道的对胰腺癌敏感性最高的标志物[1]。在血清中，它以唾液黏蛋白形式存在，分布于正常胎儿胰腺、胆囊、肝、肠和正常成年人胰腺、胆管上皮等处。

大部分胰腺癌患者血清 CA19-9 水平明显增高。如果以正常参考范围上限（37U/ml）为诊断标准，敏感性和特异性均可达 90% 以上；CA19-9 水平与胰腺癌的发展阶段有关，血清中含量的高低往往提示手术的难易程度；术前 CA19-9 水平对预后有一定提示作用，低者预后好；术后 CA19-9 水平降至正常者生存期长于未下降者；肿瘤复发时，CA19-9 可再度升高，并且发生于影像学诊断之前[2]。因此可用作监测肿瘤的复发。但同时应注意，其他恶性肿瘤也可出现 CA19-9 升高，包括卵巢癌、淋巴瘤、胃癌、肝癌、食管癌、乳腺癌、结直肠癌和胆道系统肿瘤等。同时一些良性疾病，例如胰腺炎、胆道系统炎症、肠道炎症也可出现 CA19-9 升高。胰腺癌患者常存在胆道系统炎症，因此 CA19-9 升高提示胰腺癌复发或进展可能，但不能作为复发、转移、肿瘤进展和更换化疗药物的主要依据，仍应以影像学证据为主，对于不能确定的患者应密切随访。

近期研究表明 CA125[3]、CEA[4]、CA50[5]、CA242[6]、CA724[7]等肿瘤标志物也与胰腺癌相关。

其他

参考文献

[1] ROOT A, ALLEN P, TEMPST P, et al. Protein biomarkers for early detection of pancreatic ductal adenocarcinoma: progress and challenges. Cancers (Basel) , 2018, 10 (3): 67.

[2] O′BRIEN DP, SANDANAYAKE NS, JENKINSON C, et al. Serum CA19-9 is significantly upregulated up to 2 years before diagnosis with pancreatic cancer: implications for early disease detection. Clin Cancer Res, 2015, 21 (3): 622-631.

[3] MENG Q, SHI S, LIANG C, et al. Diagnostic accuracy of a CA125-based biomarker panel in patients with pancreatic cancer: A systematic review and meta-analysis. J Cancer, 2017, 8 (17): 3615-3622.

[4] XU HX, LIU L, XIANG JF, et al. Postoperative serum CEA and CA125 levels are supplementary to perioperative CA19-9 levels in predicting operative outcomes of pancreatic ductal adenocarcinoma. Surgery, 2017, 161 (2): 373-384.

[5] PASQUALI C, SPERTI C, D′ ANDREA AA, et al. CA50 as a serum marker for pancreatic carcinoma: comparison with CA19-9. Eur J Cancer, 1994, 30A (7): 1042-1043.

[6] LEI XF, JIA SZ, YE J, et al. Application values of detection of serum CA199, CA242 and CA50 in the diagnosis of pancreatic cancer. J Biol Regul Homeost Agents, 2017, 31 (2): 383-388.

[7] LIU P, ZHU Y, LIU L. CA724 is a novel factor for predicting the unresectability in pancreatic adenocarcinoma. Int J Clin Exp Pathol, 2015, 8 (11): 15112-15117.

其他

附录 11　影像学报告参考模板

检查名称	胰腺薄层 CT/MRI 平扫及增强扫描
扫描参数	层厚 3~5mm，平扫 + 两期 / 三期增强扫描 MRI：横断面 T1WI、T2WI，冠状面 T2WI
描写	胰腺病变： 病变部位、大小、有鉴别价值的主要征象
	其它脏器： 病变脏器简要描写病变大小和主要征象；正常脏器合并同类项（扫描野内能看到的所有脏器都要描写：肝、胆、脾、肾上腺、肾、胃肠道、所示各骨）
	病变受累： 受累血管 / 肠管的名称、范围和程度（正常血管可以不描写）。转移淋巴结的部位、大小（如果没有淋巴结转移，则笼统描写为"肝门及腹膜后淋巴结未见明显肿大"）。是否有胸水 / 腹水和网膜 / 胸膜的转移（如果正常，则描写为"所示胸腔、腹腔未见明显积液"）
诊断	胰腺 / 主要病变 + 累及范围（与既往检查比较） 其它脏器病变

附录 12　病理学报告参考模板

手术术式	□ 胰腺十二指肠切除术 □胰体尾切除术 □全胰切除术 □胰体尾部及脾脏切除术　□ 中段胰腺切除术 □胰腺部分切除术 □保留中段的胰腺切除术
标本完整性	□ 完整　□ 不完整
肿瘤部位	□ 胰头 □ 胰体尾 □胰腺中段 □十二指肠乳头 □十二指肠壶腹部 □胆总管下端 □胆总管　□ 其他
组织学类型	□ 导管腺癌 □ 腺泡细胞癌 □ 腺鳞癌 □ 胰腺实性假乳头状肿瘤 □神经内分泌肿瘤 □ 胰腺混合性导管 - 神经内分泌肿瘤 □ 十二指肠乳头腺癌 □胆总管腺癌 □壶腹部腺癌 □ 胰腺导管内乳头状黏液性肿瘤（IPMN） □ 胰腺导管内管状乳头状肿瘤（ITPN） □ 其他组织学类型 □ 待免疫组化进一步明确
病理分级	□ 高分化___% □ 中分化___% □ 低分化___%

其
他

104

肿瘤大小	□____cm×____cm×____cm　□有卫星结节　□无卫星结节
肿瘤浸润 深度和范围	□广泛浸润胰腺实质　□浸润胰腺周围纤维结缔脂肪组织 □十二指肠（层次_____）　□十二指肠乳头 □腹腔干及其分支（名称_____） □壶腹部（AOV）　□胆总管（CBD）　□门静脉　□其他
脉管内瘤栓	□有　□无　□可疑，待免疫组化进一步明确
神经侵犯	□有　□无　□可疑，待免疫组化进一步明确
肿瘤距离各 切缘距离	前切缘（A）　mm　门静脉沟切缘（SMV）　mm　钩突切缘（U）　mm 后切缘（P）　mm　手术断端（N）　mm R0切除：d≥1mm未侵犯；R1切除：0<d<1mm侵犯
其他切缘	n□胃切缘（G）（　）　　　　　□近端消化道切缘（　） □胆总管切缘（BDM）（　）　□远端消化道切缘（　） （"–"未侵犯；"+"侵犯）
淋巴结转移 情况	□胰腺周淋巴结（　/　）　□另送_____淋巴结（　/　）

其他病变	☐ 慢性胆囊炎	☐ 胰管结石
	☐ 慢性胰腺炎	☐ 胰腺钙化
	☐ PanIN 分级＿＿＿	☐ BilIN 分级
	☐ 胰腺脂肪化	☐ 其他
	☐ 十二指肠及肝胰（Vater）壶腹扁平状上皮内瘤变	
	☐ 十二指肠及 Vater 壶腹非浸润性胰胆管型乳头状腺瘤	

取材医师：＿＿＿＿＿＿记　　录：＿＿＿＿＿＿取材日期：＿＿＿＿＿年＿月＿日

初诊医师：＿＿＿＿＿＿复诊医师：＿＿＿＿＿＿报告日期：＿＿＿＿＿年＿月＿日

其他

附录 13　胰腺癌诊治流程图

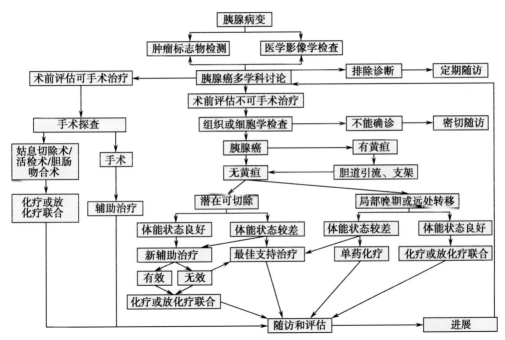

其他